快腸大全

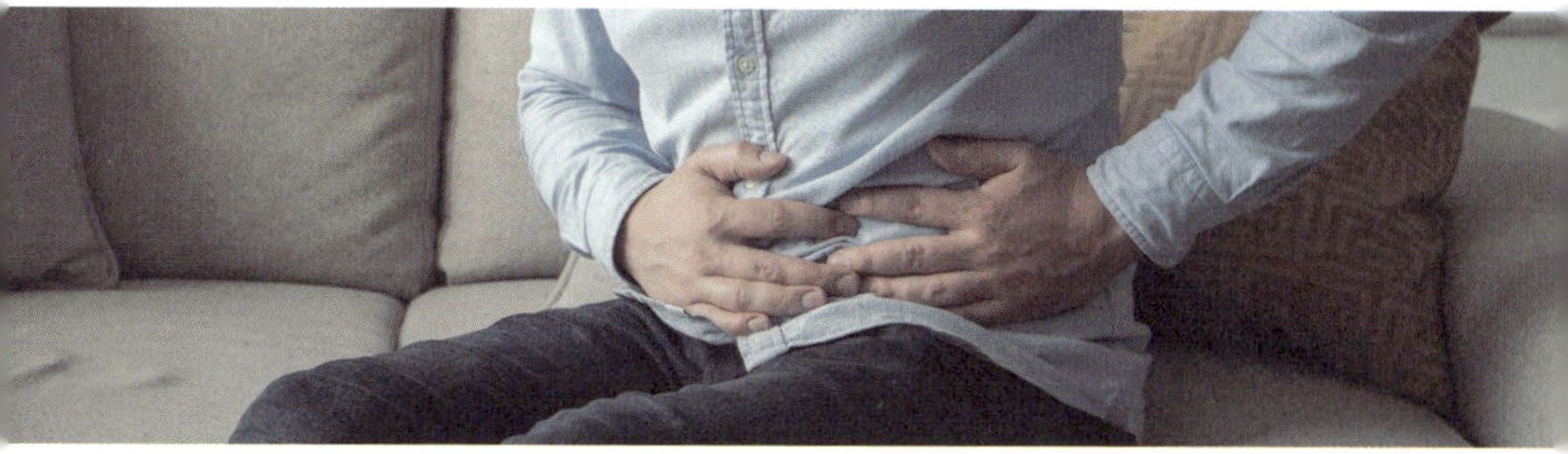

便秘外来医が３万人を診てわかった

腸の新常識

水上 健
Mizukami Takeshi

KADOKAWA

腸の健康
新事実❶

“たかが便秘”ではない！「便秘だと早死にする」という最新データあり

便秘の有無

便秘があるほうが
死亡率が高い

重度の便秘だと

心筋梗塞や脳梗塞の
リスクが**1.23倍**に

便秘は

くも膜下出血を
起こす原因にも

便秘薬使用の有無

使用しているほうが
死亡率が高い

週２回以上の下剤服用で

大腸がんのリスクが**約3倍**に

▶▶p.40～ほか

腸の健康新事実❷

日常的に下剤を飲み続けることで腸が真っ黒になる

下剤を飲み続けた腸

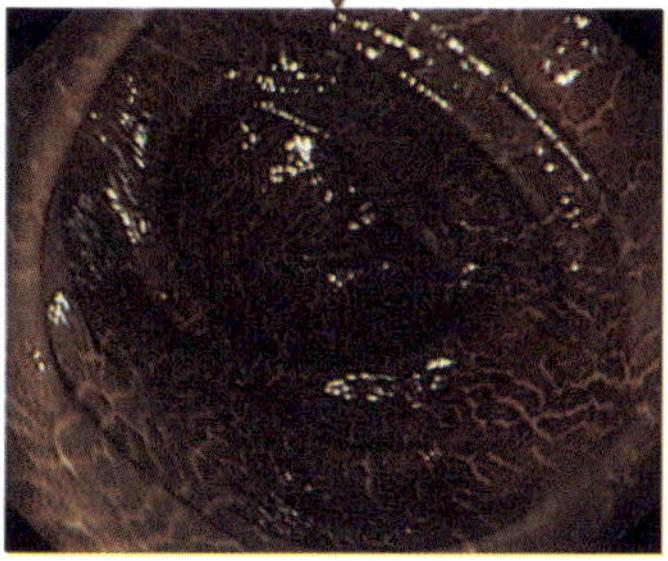

下剤の多用で傷ついた腸粘膜。黒く変色し、霜降り状になっている。

健康な腸

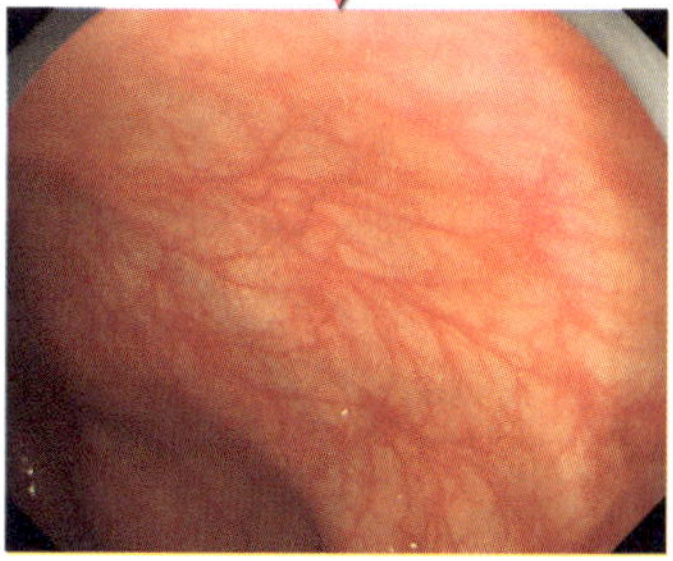

健康な状態の腸粘膜はきれいな薄ピンク色で、血管が透けて見える。

⬇

下剤に含まれるセンナや大黄、アロエなどの生薬は
腸管粘膜にダメージを与えて真っ黒に変えてしまう、
大腸黒皮症（偽大腸メラノーシス）を起こしやすい

⬇

大腸黒皮症の状態になるとポリープやがんができやすくなる

⬇

じつは怖い「便秘」の間違った対処

▶▶p.146～

腸の健康
新事実❸

日本人の腸は規定外の形をしていた

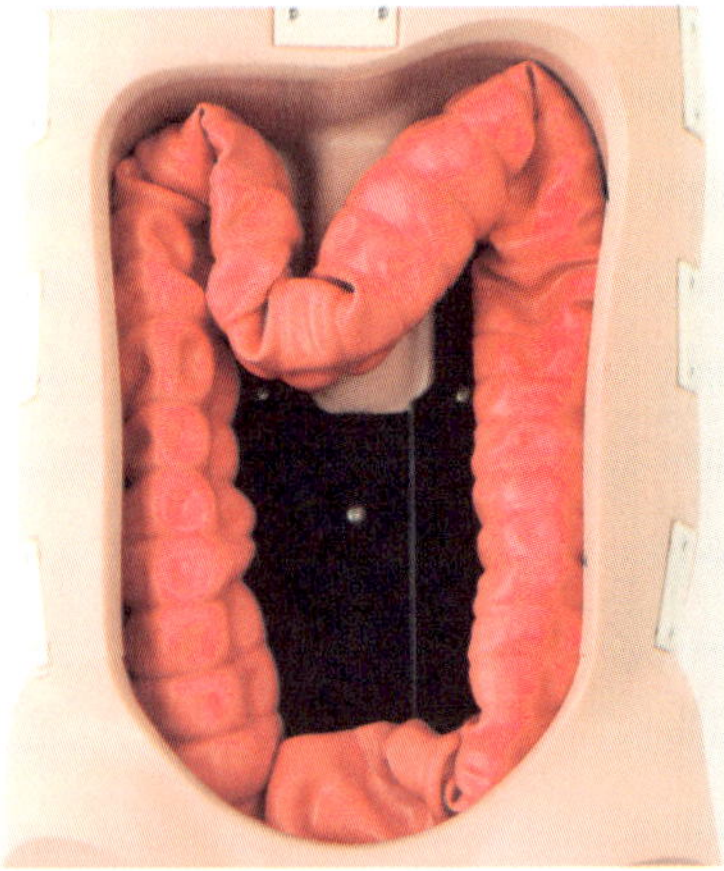

正常な形

いわゆる教科書的な腸の形（腸管形態）は右下腹からスタートし、上に向かって伸び、肋骨あたりでお腹を横切り、下へ向かう。大腸が小腸の周りをぐるりと取り囲み、四角い形をしている。

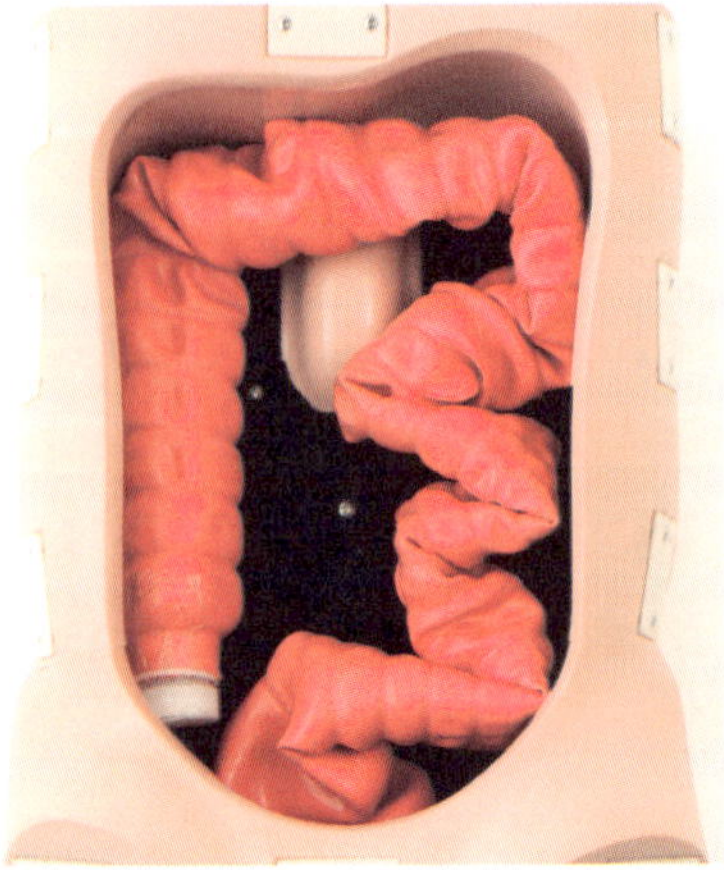

大腸がねじれている

ところどころねじれたり、重なり合ったり、複雑な形をしている。日本人の多くがこのような腸の形をしている。一部がねじれている人もいれば、全体的にねじれている人も。

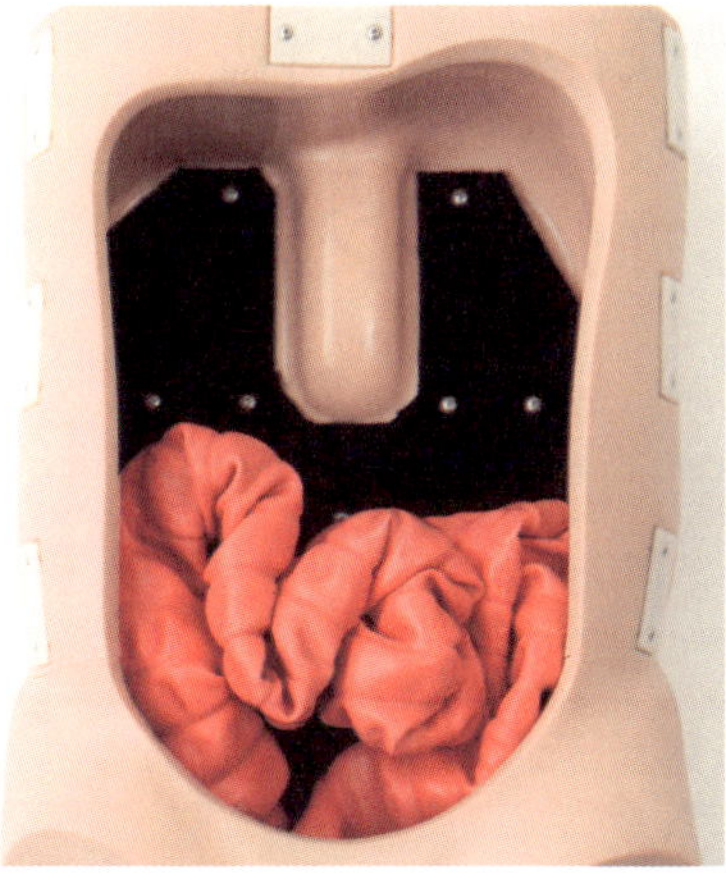

あるべき場所から落ちている

通常は肋骨のすぐ下にあるはずの腸（横行結腸）が落ち込み、骨盤の中に入り込んでいる。折れ曲がるように重なり合っているため、ねじれた腸よりもさらに詰まりやすい。こちらも日本人に多い腸の形。

CTコロノグラフィーで見てみると…

ねじれた腸

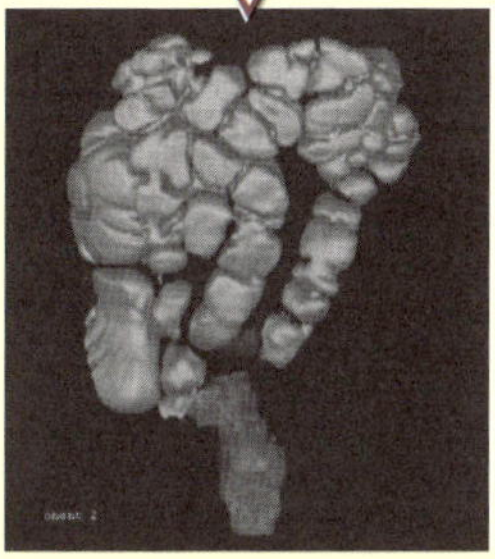

健康な腸

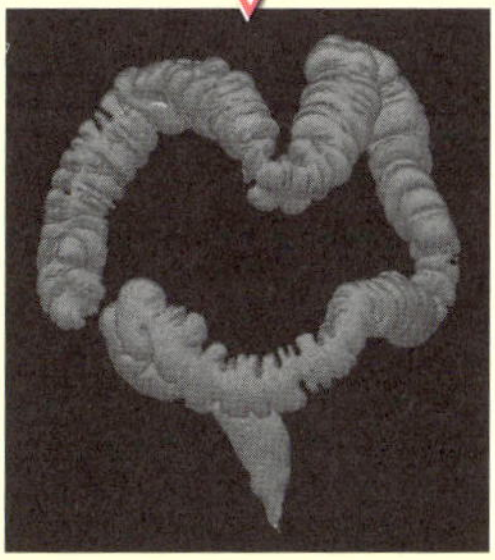

比べてみると一目瞭然！　ねじれることで腸内で便が詰まりやすくなり、その重さで腸が伸びている。

CTコロノグラフィーとは

空気や炭酸ガスによって拡張させた大腸を、体外から最新のマルチスライスＣＴ装置で撮影。その画像をコンピュータでデータ処理することで得られる大腸の３Ｄ画像のこと。

腸の形に問題があるため
今までの便秘解消法では効き目がない！

腸の健康
新事実❹

30年来の便秘をも解消!
内視鏡医師が考案した
「腸ゆらしマッサージ」とは

内視鏡検査を行う際、ねじれて通りにくい腸に内視鏡を通すための工夫をマッサージに採用。「長年の便秘が治った」「下剤がいらなくなった」などの声がよせられています。

\ 行うマッサージは次の3つ /

腸がねじれている人、腸が落っこちている人共通

下行結腸の詰まりを解消する
左腹部トントンマッサージ 1分

S状結腸の流れをよくする
下腹部トントンマッサージ 1分

横行結腸から下行結腸の曲がり角をゆらす
上体ひねりマッサージ 1分

＋ 腸が落っこちている人はさらにプラス

落ちた腸全体を持ち上げる
腸持ち上げマッサージ 1分

朝晩約３分で便秘が改善！　やり方は次のページ

ダイジェスト版

腸ゆらしマッサージ

それぞれのマッサージのおもな動きは次の通り。ほとんどのマッサージはあおむけで行います。手の動かし方のコツさえつかめばあとは簡単！　毎日の習慣にしましょう。

下行結腸の詰まりを解消する

左腹部トントンマッサージ

左の脇腹をたてに通っている下行結腸を刺激することで、ねじれをほぐします。

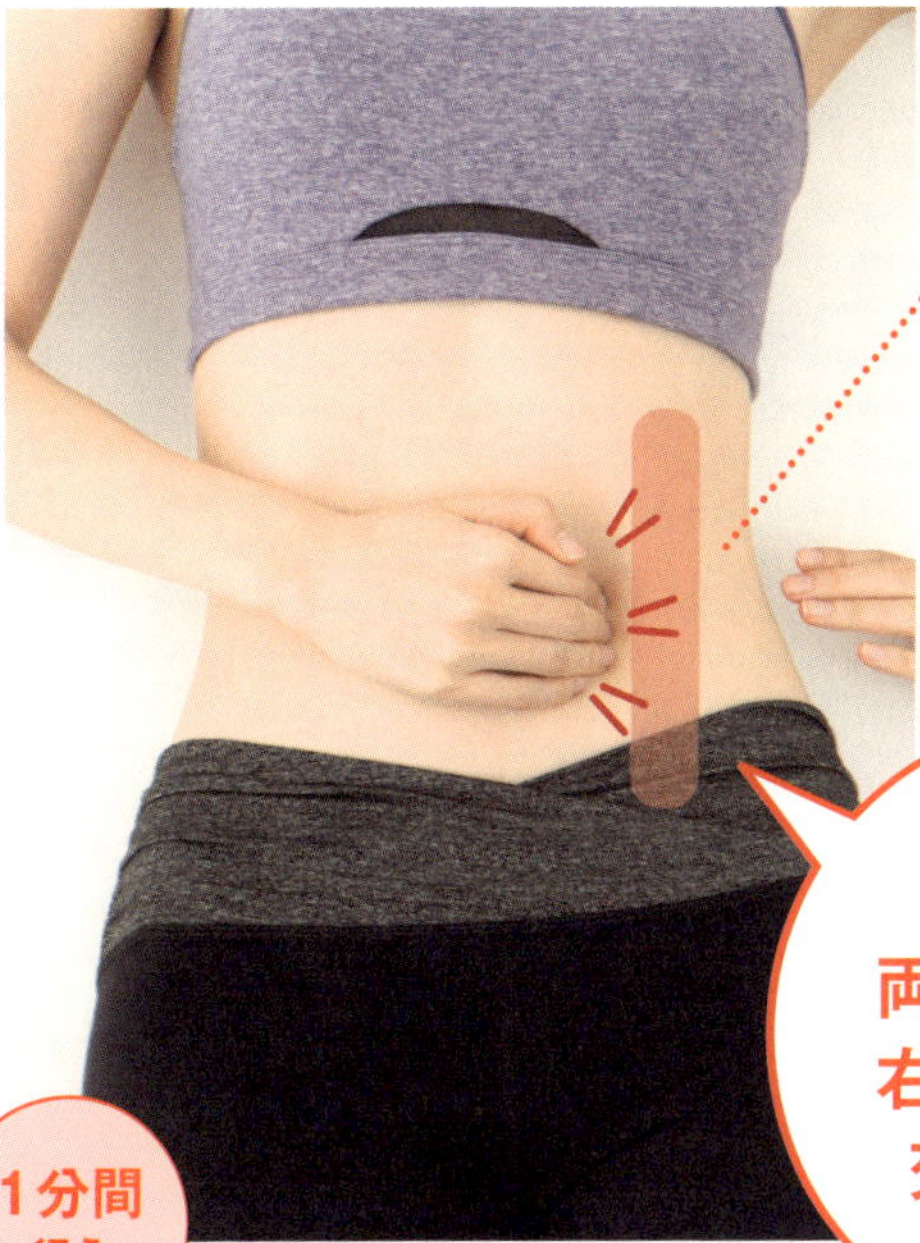

Point
両手の指を下行結腸をはさむような位置に置き、手の位置を少しずつ上下にずらしながら

左腹部に両手を当てて右手、左手と交互に押す

1分間行う

S状結腸の流れをよくする

下腹部トントンマッサージ

おへその下あたりにあるS状結腸を刺激。
もっとも詰まりやすい部分なのでていねいに行いましょう。

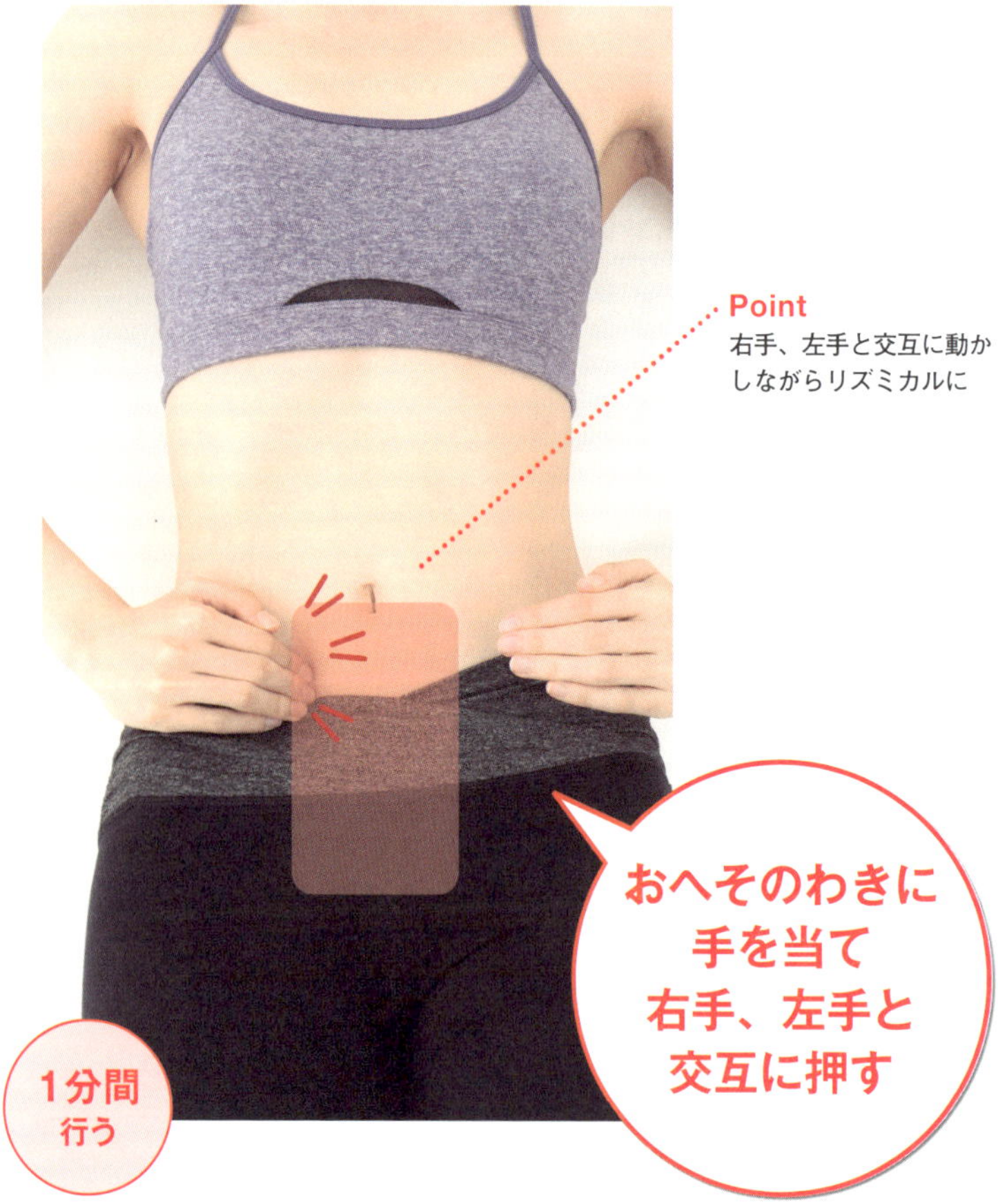

横行結腸から下行結腸の曲がり角をゆらす

上体ひねりマッサージ

横行結腸から下行結腸の曲がり角は肋骨の内側にあるためマッサージがしにくい場所です。上体をひねることで、腸をゆらして刺激します。

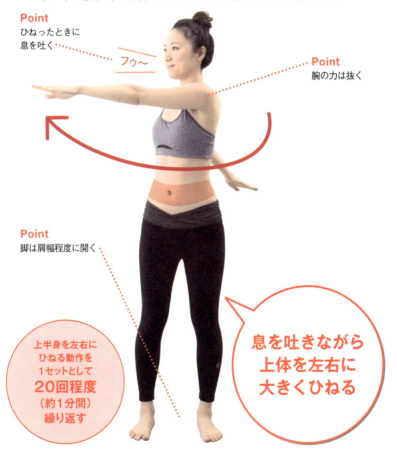

Point
ひねったときに
息を吐く

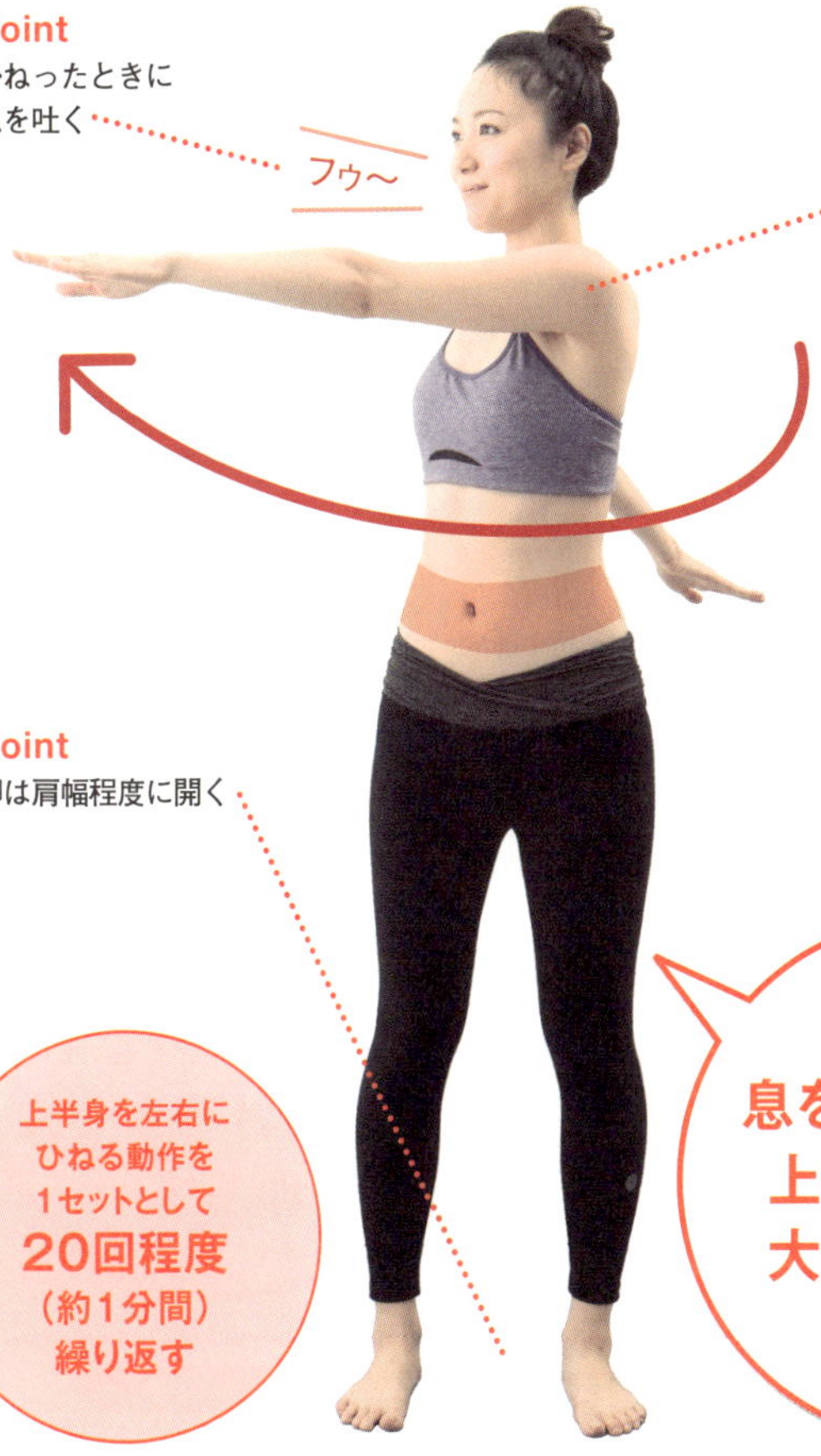

Point
腕の力は抜く

Point
脚は肩幅程度に開く

上半身を左右に
ひねる動作を
1セットとして
20回程度
（約1分間）
繰り返す

息を吐きながら
上体を左右に
大きくひねる

＋腸が落っこちている人はさらにプラス

落ちた腸全体を持ち上げる
腸持ち上げマッサージ

落っこちた腸を解消するマッサージです。
腸はちょっとした刺激で動きやすいので、手でグーッと持ち上げることで、
落下した腸が持ち上がります。

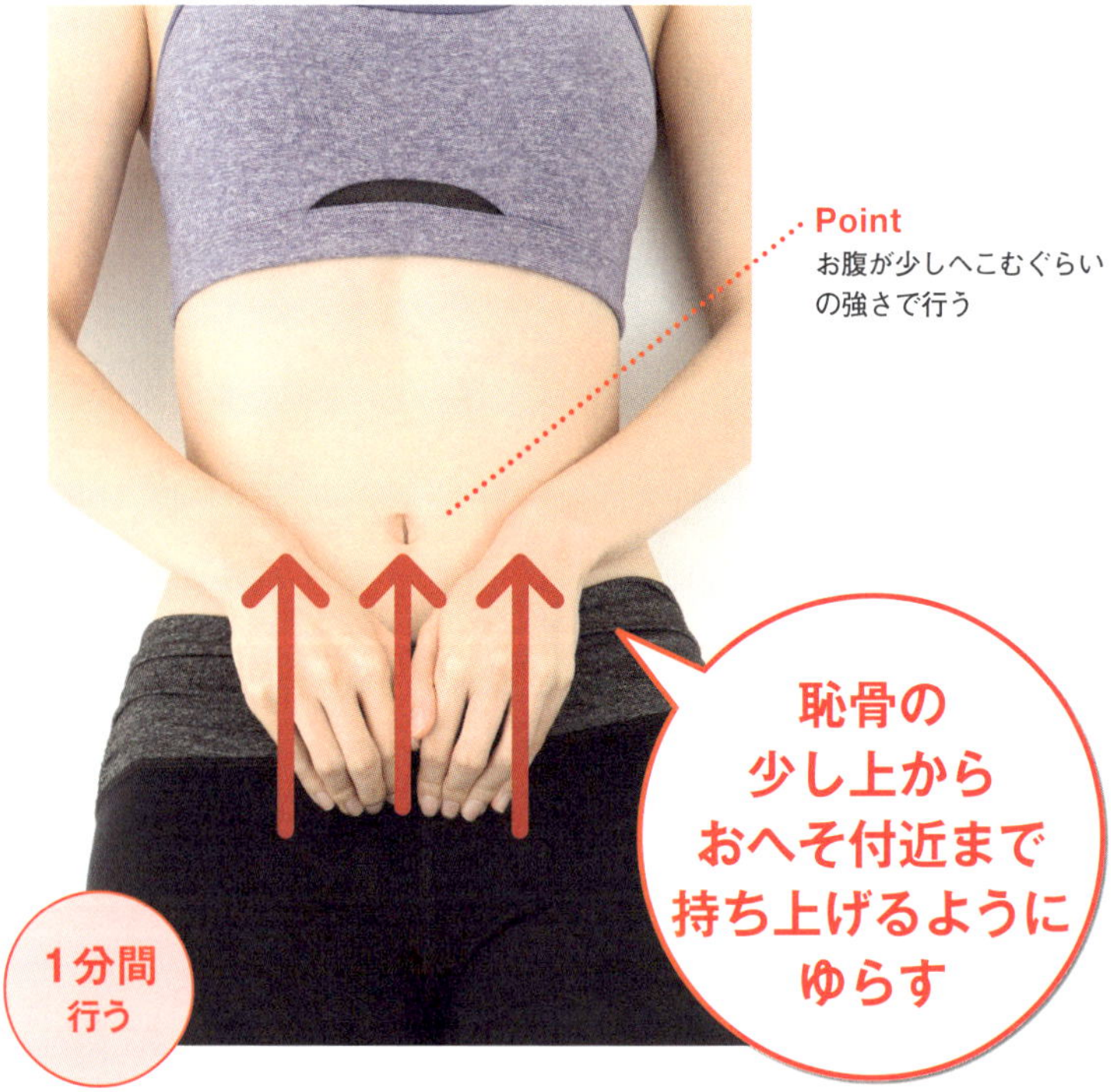
Point
お腹が少しへこむぐらいの強さで行う
恥骨の少し上からおへそ付近まで持ち上げるようにゆらす
1分間 行う

第３章でさらに詳しく紹介します！ ▶▶p.97～

腸の健康
新事実❺

誤った情報をきっかけに「幻の便秘」に悩む人が急増

週に３回の排便があれば正常な頻度といえますが、「毎日出ないと便秘」という誤情報がひとり歩きし、レントゲンで見るとほとんど便がないのに「下剤を服用しても毎日便が出なくなった」と駆け込む人も。こうした「幻の便秘」に悩む人が増えています。

そもそも「便秘」とは。慢性便秘症の定義

本来体外に排出すべき便を十分量かつ快適に排出できない状態。そのために日常生活に支障を来したり、身体にも支障を来しうる病態。

便秘はさまざまな病態からなる「症候群」

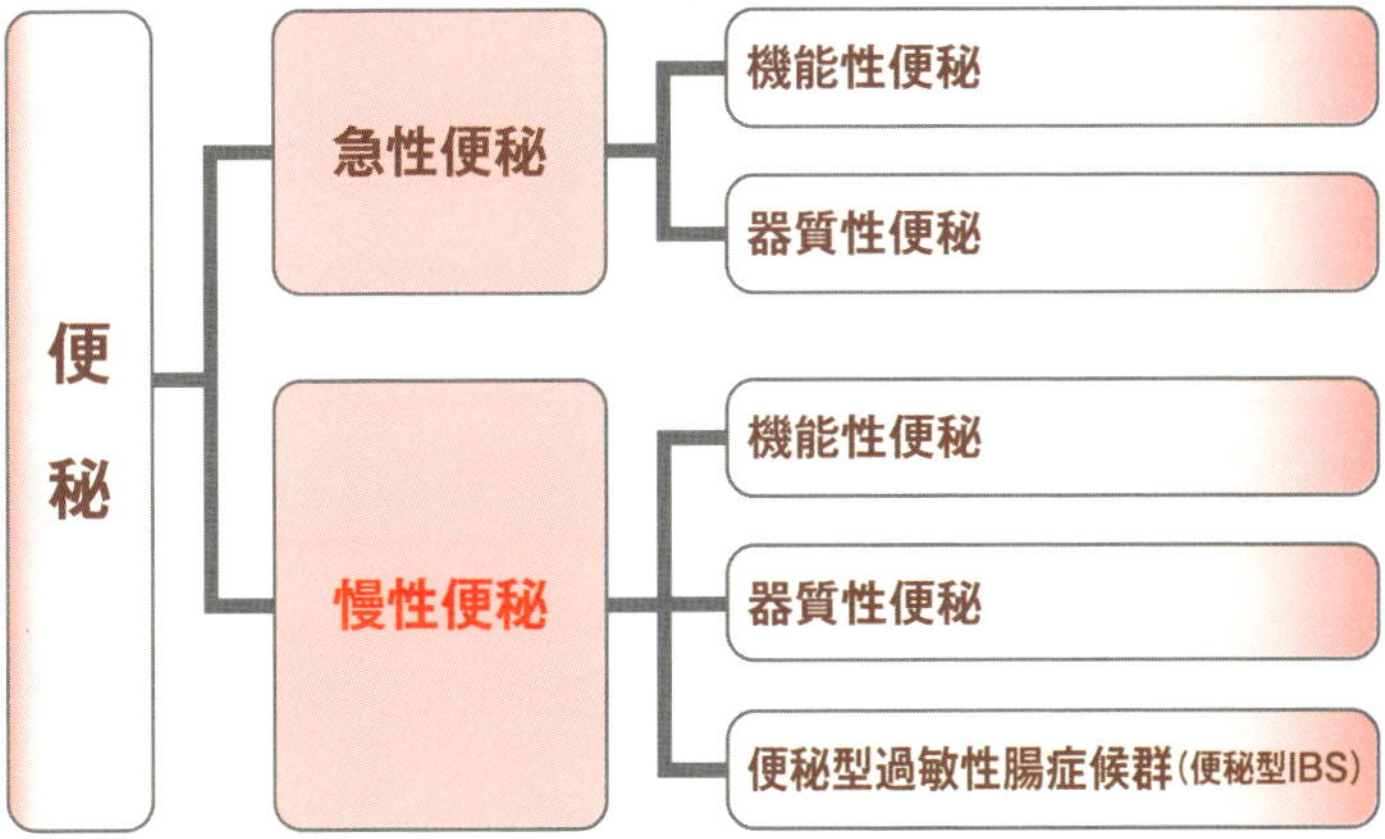

慢性便秘症の診断基準

日本人の便秘有病率は高いのですが、慢性便秘症診療ガイドラインが発刊されたのは2017年のこと。ようやく便秘診療の本格的なスタート地点に立ったというところで、日々研究が進められています。

「便秘症」の診断基準

以下の6項目のうち、2項目以上を満たすこと。

排便中核症状

- **C1** 排便の4分の1超の頻度で、兎糞状便または硬便である
- **C1** 自発的な排便回数が、週に3回未満である

排便周辺症状

- **P1** 怒責：排便の4分の1超の頻度で、強くいきむ必要がある
- **P2** 残便感：排便の4分の1超の頻度で、残便感を感じる
- **P3** 直腸肛門の閉塞感・困難感：排便の4分の1超の頻度で、直腸肛門の閉塞感や排便困難感がある
- **P3** 用手的介助：排便の4分の1超の頻度で、用手的な排便介助が必要である（摘便・会陰部圧迫など）

「慢性」の診断基準

6か月以上前から症状があり、
最近3か月間は上記の基準を満たしていること。

目次

第2章 日本人の約8割が抱えている「ねじれ腸」「落下腸」

第3章 30年来の便秘も解決した「腸ゆらしマッサージ」

第4章 そうだったのか！ 腸と便秘の新常識

※本書は『１００歳まで生きる腸の強化書』（２０１５年刊）をもとに、最新データに基づいた加筆修正および新規項目追加などの改訂を加え、再構成・再編集した内容になっています。

装丁／井上新八
本文デザイン・ＤＴＰ／猪端千尋（Isshiki）
撮影／石田健一
イラスト／中村知史
校正／麦秋アートセンター
編集／馬庭あい（KADOKAWA）

はじめに

どうすれば長生きできるのか？　そして何より快適に楽しく過ごすにはどうしたらよいのか？　これは超高齢社会を迎えた現在、とても重要なことです。

近年、腸の状態が体全体の健康を担っているといった説もあり、腸の健康に対する関心がますます高まっています。長生きして、快適に過ごすためには、腸とどのように付き合っていけばよいのでしょうか？

メディアでは「腸内細菌」「腸年齢」など、腸に関するさまざまな言葉が注目されていますが、じつはどの言葉も研究で明確な根拠が示されてはいません。1000種類、約100兆個の「腸内細菌」がひしめきあう複雑な世界である腸内環境にあって、健康との関連性はまだまだ未知な部分が多くあります。「腸年齢」も臨床では使われない言葉です。

しかし、それでも**確実に「健康のため、人生を快適に楽しく過ごすため改善した**

ほうがよい」といえる状況があります。それが**「便秘」**です。

私は内視鏡医師として、これまで約3万人の腸を見てきました。そこでわかったのは、人の顔や体型が違うように、腸の形や性質も人それぞれ違うということ。特に、**日本人の約8割が内視鏡を入れにくい＝便秘になりやすい腸の形である「ねじれ腸」「落下腸」**をしていたということや、ストレスで腸が動いてしまう体質の人がいることです。

それはこれまでの便秘治療の盲点に気づいた瞬間でもあり、「食物繊維をしっかりとる」「毎日規則正しい生活をする」といった従来型の改善法だけではなく、日本人の腸の「形」を考え、ストレスに対する対処法を考えてあげることこそ、今の便秘治療に必要なんだと感じた瞬間でもありました。

その後、内視鏡の検査中に患者さんとする雑談などのやりとりからヒントを得て、ねじれ腸、落下腸に由来する便秘に悩む方に向けたマッサージを考案。テレビの健康番組で放映されるやいなや、翌日に「長年の便秘が治った」「驚くほど便が出た」

と病院に電話がくるほどの大反響がありました。私自身も便秘でお腹が痛いときに試してみると、なんといきなり2kgもの便が出たのです。

また、内視鏡時に腸が動いてしまうタイプ、旅行中や多忙時に排便のないタイプの方では深呼吸の使い方で便秘が改善することをテレビ番組で公開したところ、これまたとても大きな反響がありました。

便秘といえば女性特有の悩みと思われがちですが、特に**最近は退職後やリタイヤ後に便秘になる男性が増え**、私が診察している便秘外来（おもに重症の便秘患者を診ています）の多くを占めるのは若年女性と高齢男性です。

さらに、下剤の問題もあります。毎日便を出すために下剤を飲み続け、腸の中に常に下剤が存在することで腸が刺激され、便がないのに便があるような違和感と、必要もないのに腸が動かされる腹部不快感に悩まされるようになります。下剤のせいで「幻の便秘」に苦しめられることがあるのです。

また、これはちょっと怖いことですが、毎日長年にわたって下剤を服用することで、**腸がダメージを受けて真っ黒になり、ポリープやがんになりやすくなる**ことも報告されています。

いつもスッキリしないことで気持ちが鬱々としてしまう人は少なくありませんし、せっかく定年退職し第二の人生を楽しみたいのに、下剤を常用しているためいつ便意に襲われるともわからず2年以上も旅行できなかったという方もいました。

そして彼らが便秘を克服したとき、それは明るい表情を取り戻し、「人生が変わりました」とみなおっしゃいます。**便秘はメンタル面にもとても大きな影響をもたらしている**のです。

日本の便秘の有病率は10～15%とされていますが、実際、便秘に悩む方は小学生で約2割、成人女性では約半数ととても多いです。学会や研究会が便秘に取り組むようになったのは近年で、日本では2017年にようやく慢性便秘症診療ガイドラインが発刊されました。**やっと便秘診療のスタート地点に立ったところです**。

報われない努力を続けるうちに「便秘は頑張ってもちっともよくならないし、これから年をとって動けなくなったらいったいどうなってしまうのだろう」と暗澹としている患者さんもよく見られます。しかし、あきらめないでください！

便秘は頑張らなくても簡単によくなるのです。そして、**大腸は年をとって弱ってしまう臓器でもありません**。

本書は腸の「形」やストレスに対する「特性」に合わせた新しい便秘の改善法を紹介し、腸を強化するための本です。特に腸のマッサージの原理や方法について、わかりやすく解説しました。本書を通じて、一緒に100歳までラクに、気持ちよく続けられる腸との付き合い方を学び、楽しい人生を取り戻しましょう。

国立病院機構久里浜医療センター
内視鏡医師　水上　健

第1章

100歳まで保とう腸の健康！

世間をにぎわす「腸年齢」の正体

「腸さえ元気なら、健康でいられる」といった話から、果ては「腸が寿命を決めている」といった大胆な論調まで、近年、テレビや雑誌では腸と健康の関係を取り上げた特集を多く見かけます。**「腸活」はとても有名な言葉になりました。**なかでも、「腸年齢」という言葉は、みなさんも耳にされたことがあるのではないでしょうか。

では、腸も皮膚と同じように年をとるとしわができたり、シミができたりするのでしょうか？　腸もまた年齢とともに老化していくのでしょうか？

私は30年にわたり、内視鏡で約3万人の大腸を観察してきました。年齢はもちろん、性別もさまざまな約3万人を観察してわかったことは、**内視鏡で見た限りでは大腸に老いも若いもない**ということです。たとえ高齢の方でも、大腸の粘膜の色は若い方と同じきれいなピンク色をしていて、見た目で年齢を判別することはできません。そのせいもあって大腸内視鏡専門医のほとんどは、「腸年齢っていったいなんのこと？」と思っているのが現状です。

ただし、**機能に関していえば、加齢によって多少の差が出ます。**

たとえば便秘患者の方が下剤を飲み続けると、下剤のダメージで死んでしまった細胞のため、大腸の粘膜が黒くなることがあります。この「大腸黒皮症」は下剤をやめると誰でも1年程度で元のピンク色に戻るのですが、同時にダメージを受けた腸の動きには年齢の影響が表れます。下剤を飲み続けた期間にもよりますが、40代までは数か月で改善するのに、70代以上では腸の運動が回復するまでに1年以上を要することも少なくありません。**年をとると疲れがとれにくくなるように、腸においても目に見えない老化はあります。**この点では腸年齢はあるといえるのかもしれません。

「腸内細菌」、そのカオスな世界

「腸年齢」と同じく気になるのが「腸内環境」かもしれません。

みなさんは「腸内フローラ」という言葉を聞いたことがあるでしょうか。

健康な人の**腸内には1000種類、総数で約100兆個もの腸内細菌がバランスよく住み着いている**といわれています。人間の体を構成している細胞数は約60兆個なので、腸内にいかに多くの細菌が住んでいるかがわかるでしょう。特に小腸から大腸にかけては腸内細菌がびっしりと敷き詰められていて、その様子がお花畑のようであることから、「腸内フローラ」と呼ばれています。

腸内細菌の中には、おなじみの善玉菌から悪玉菌まで、さまざまな菌が生息し、日々善悪の菌が拮抗しながらバランスをとっている状態です。

一般的にいわれる**腸内環境を整えるとは、腸内細菌のバランスをより善玉優位にすること**を意味します。それにより、消化・吸収といった日々の健康はもちろん、がんといった重病まで未然に防ごうという考え方です。

私が専門としている便秘治療においても、腸内環境の重要性についてはよく語られることです。

じつは私も「腸内細菌」について研究していた時期があります。単純に「悪玉菌がいるからがんをつくりやすい状況になっているのではないか」と、大腸がんと腸内細菌との関係を調べようと思ったのです。

ところが、腸内細菌を調べるのは非常に困難なことでした。

みなさんは腸内細菌に関してどのようなイメージを持っていますか？

善玉菌として乳酸菌やビフィズス菌がおり、ほかにいくつか悪玉菌（有名どころとしてはクロストリジウムなど）がいるといった認識でしょうか？

先ほど人間の腸には1000種類、約100兆個の菌がいるとお伝えしましたが、とても大きな個人差があります。

菌が腸内に住み着くには、まず免疫寛容といって人間の免疫ではじかれない必要があり、どの菌が住み着くかが決まるのは幼児期でそれ以降は新しい菌が住み着くことはできません。

腸の中はたとえるならば、「地球に住む人間世界」のようなものかもしれません。外国の方から「日本人はやさしい」といわれることがあります。ですが、実際は怒りっぽい人もいれば、傲慢な人もいるでしょう。同じ日本人であってもいろんな人がいます。

反対に、たとえば治安がよくないといわれているような国にも、心やさしい人たちもいるでしょう。そんなさまざまな面を持った場所や人たちが同じ地球上で共存し、営みを続けることで世界は成り立っています。

このことは、そのまま腸内細菌にもいえることです。

善玉と思われている乳酸菌にも発がん物質をどんどんつくってしまう極悪乳酸菌

がいますし、悪玉と思われているクロストリジウム菌にも薬にも使われる宮入菌という善玉菌がいます。そしてそれらが腸の中で腸内細菌の世界を形成して活動しているのです。

腸内細菌の世界は人間世界と同様に、一筋縄ではいかないカオスな世界なのです。

効果が持続するなら続けよう

私は腸内細菌の研究に多くの実験費を費やしたものの、結局、想定していたようなクリアな結果は出ませんでした。

「何がよい、何が悪い」という簡単な世界ではなく混沌とした腸内細菌の世界にのみ込まれ、わかったことは**「腸内細菌はとても複雑な世界で、善玉菌をとって悪玉菌を排除するようにすればいいというような、単純なものではない」**ということでした。

腸内細菌を調べると本当に人それぞれで、双子でもその組成は全く違います。腸内細菌の組成が年齢によって変化していくことは確かですが、腸管細菌の組成を知っても、その正確な意味合いや修正方法はわかっていませんし、糞便移植の効果も限られています。

善玉菌の有用性についても一概に提示することはむずかしく、医学界においても現時点では実験結果が分かれていて、統一した見解はありません。

便秘治療の一環として、便秘患者の方々に善玉菌を処方することがあります。善玉菌の働きを活用して排便を促すためで、一部の方には確かに効果があるのですが、**全員に効果があるわけではありません。**

通常、乳酸菌やビフィズス菌を内服してもじつは数%しか生きた状態で大腸に届きませんし（酪酸菌は別）、人間の免疫機能によってはじかれるため、その菌がお腹の中で住み着いて殖えることはほとんどありません。

確かに乳酸菌やビフィズス菌、酪酸菌製剤は、お腹の状況によってはとてもよく効くことがあります。けれども、お腹の不調の原因が腸内細菌にはない場合は、当然ながら活躍できないでしょう。**腸内細菌は万能ではない**のです。

ピロリ菌や病原性大腸菌など病原菌を駆除すると不調が改善するのはとてもわかりやすいことです。ただし、腸内フローラのバランスが乱れている場合、どのように乱れていてどのように治すかがわかっていません。そして、お腹の不調の原因が腸内細菌にかかわることだけではないため、「どの菌をとれば腸内環境がよくなる」「どの菌をとれば健康が保たれ長寿になれる」といった単純な話ではないのです。

健康のために「どの菌をとればいいのか」「○○菌をたくさんとらなくては」ということにこだわりすぎることなく、試してみて体に合ったものがあればうまく利用するという自然体での付き合いが、正しい「腸内細菌」との付き合い方だと考えます。

腸の健康にとってこれだけはよくない！

ただ、これだけは健康のためによくない症状があります。それは**便秘**です。

便秘といえば女性特有の悩みのように思われるかもしれませんが、じつは近年、**50代や60代から便秘になる男性が増えている**のです（その理由は後ほど解説します）。

がんなどと比べて直接命にかかわる病気ではないため軽視されがちですが、じつは命にかかわる便秘もあり、便秘で寿命が縮まるとのデータも出てきています。放っておくと大きな問題になることがあるのです。

本来排泄されるものを長くため込んでしまうことで、

- **よけいなものまで吸収して、体重が減りにくくなる**
- **便を大量にため込むことで下腹ぽっこりに！**
- **異常発酵を引き起こしてにおいの強いガスが増える**

といった見た目、エチケットの問題が発生します。

そしてさらに重大なことは、いつもスッキリしない状態が続くため気分が沈みがちになり、場合によっては**抑うつ状態になるといったメンタル面にまでその悪影響が及びます。**

そもそも、なぜ便秘が起こるのでしょうか。

みなさんがご存じのように、腸には小腸と大腸があります。**小腸から大腸の前半部分は消化と吸収を担当し、大腸の後半部分は水分の吸収と便の貯留を担当**しています。

ここで、食事から排便に至る消化のしくみを見てみましょう。

そもそも、摂取した食物はすぐに便になるわけではなく、24時間～72時間で摂取した食べ物の内容物とまじりあいながら排泄されていきます。

食事をとると、最初の反応として食物を受け入れるため胃の弛緩が起こります。同時に胃から腸までの運動を制御する胃のスイッチ信号で胃の内容物を十二指腸に送り出し始めます。

シグナルは胃から十二指腸に伝わり、胆のうが収縮して十二指腸へ胆汁（大腸から水分を分泌し、蠕動《ぜんどう》を起こす体内下剤）が排出され、小腸末端まで運ばれます。

小腸の内容物は盲腸に移動して、さらに上行結腸から横行結腸に移動し24時間程度留まり、おもに水分と電解質が吸収されて初めて、便の形が形成されます。

そして次の食事をとったときに、さらに小腸の内容物が盲腸に移動して量が増加。胆汁が大腸内に流入することで大きな蠕動が起きて、便が横行結腸からS状結腸に移動して一時停止します。

そして便が直腸に急速に流入すると直腸肛門反射が起きて排便のスイッチが入り、

肛門が弛緩します。同時に、腹圧が上昇、ひざを抱え込むような排便姿勢をとることで直腸肛門角（直腸と肛門のつなぎ目の角度）がまっすぐになり、便が出る状態になります。

……というのが、消化から排泄までの流れです。こういった腸の動きが、さまざまな理由によりいずれかの段階で滞ってしまうことで、便秘を引き起こしてしまうのです。

食事から排便までの流れ

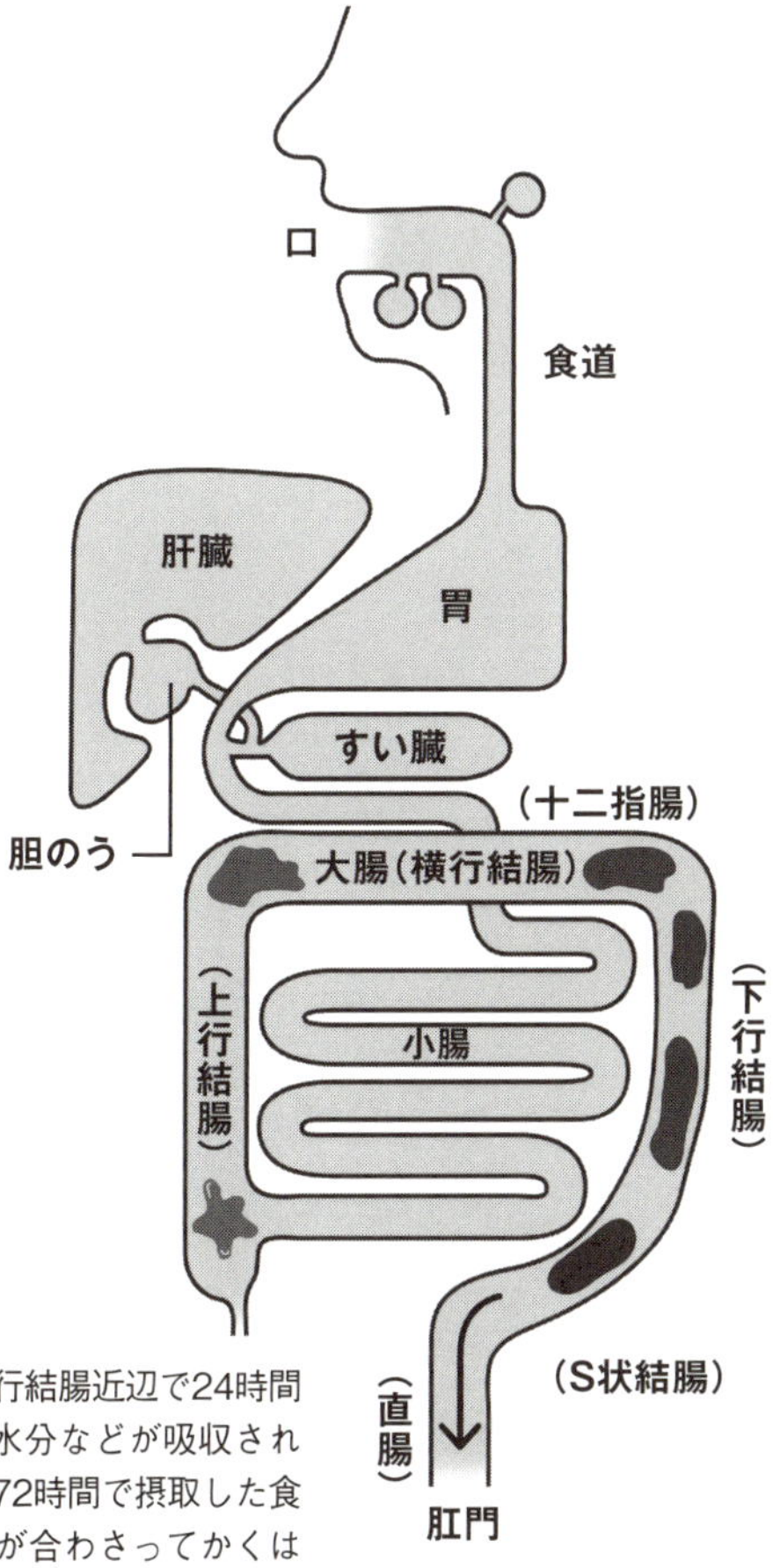

上行結腸や横行結腸近辺で24時間程度留まり、水分などが吸収されていく。24〜72時間で摂取した食べ物の内容物が合わさってかくはんされて、便になって出ていく。

たかが便秘が大病の引き金に⁉

「快食・快眠・快便」と昔の人はよくいったもので、健康で楽しい生活をするうえで「快便」はとても重要なことです。お腹に便が残っていると重みとして感じることはもちろん、気分も重くなります。お出かけをして、お買い物をして、などと楽しい気分にはとてもなれません。

前述の通り、便秘はメンタルにも影響を及ぼします。

そして、重要な事実として、**便秘はさまざまな大病の警告症状**でもあるのです。

これについては次の節で詳しく述べます。

便秘のなりやすさについては、1日の歩行距離が0・5㎞以下の人は1・7倍、介助歩行の人は3・4倍、車椅子生活で6・9倍、ベッド上生活で15・9倍便秘になりやすいとされます。運動量が減ると便秘リスクが著しく高くなるわけです。

逆に、**定期的運動は便秘リスクを著しく減らし**、便秘に対する運動の有効性が述べられています。お腹が痛い便秘（便秘型ＩＢＳ）には、腹部マッサージも有効とされています。

運動が便秘によいということを述べましたが、**運動は長生きにもよい影響を持っています。**平均年齢72歳の男性２３５７人に行った追跡調査では、調査開始時の運動習慣が90歳までの生存率に影響しました。さらに、調査開始時以降の運動習慣の継続は85歳時における身体機能や精神的健康度に影響し、90歳以前に亡くなる死亡率が30％減少したそうです。

また、便秘はこのような生活習慣との関連のほか、私が長年内視鏡でのぞいてきた結果、日本人の便秘は、**腸の「形」やストレスに反応する腸の「性質」にも原因がある**ことがわかりました。日本人の腸については次の章で解説します。

便秘だと早死にする

便秘は死亡率にも大きく関係します。近年、国内外の研究や論文では次のようなことがわかっています。

便秘の有無では**便秘がある方のほうが死亡率が高く**、便秘薬使用の有無では使用している方のほうが死亡率が高いことがテネシー大学から報告されました（Atherosclerosis 2019.）。

また、**慢性便秘症の方は生存率が低く**、下痢や過敏性腸症候群などの機能性疾患の中でも便秘だけが死亡率が高いことが、メイヨー医科大学の調査でわかっています（Am J Gastroenterol 2010.）。

早死にする、生命予後を悪化させる要因として、重度の便秘は**心筋梗塞や脳梗塞**などの心血管イベントに関連し、そのリスクを1・23倍に引き上げることがマサチューセッツ大学から報告されています（Am J Med 2011.）。

「便秘で心筋梗塞？」と思われるかもしれませんが、自治医科大学の苅尾教授は、心筋梗塞や大動脈解離や大動脈瘤破裂、心不全や脳卒中死亡の原因の中に、**便秘による排便時のいきみでの血圧上昇**「血圧サージ」があり（Prog Cardiovasc Dis 2016.）、若年者ではいきみによる血圧上昇は10mmHg程度ですが、高齢者では30mmHgも血圧が上昇することを報告しています。**くも膜下出血**を起こす高いリスクとしても、排便時のいきみが指摘されています（Stroke 2011.）。

さらに、腸内細菌の異常が**動脈硬化の発症**に関わる可能性や（Nature 2011.）、慢性腎臓病の発症リスクが高いこともいわれています（J Am Soc Nephrol 2017.）。

いかがでしょうか。少し衝撃的だったかもしれませんが、このような最新データが出ているのです。

ただ、悲観しすぎることはありません。前の節で、定期的な運動が便秘に効果的であることを述べました。つまり、これらのことを絡めると次のようにいえるでしょう。

便秘のほうが早死にする。運動不足はその便秘の大きなリスクファクターで、便秘対策に運動が有用である。

運動自体も、長生き、そして健康寿命を延ばすためのとても重要な要素である。

この2つを考え合わせると、便秘になったらそれを腸からの「そろそろ運動したほうがいいよ」というサインと捉え、「定期的な運動習慣をつける」のが正しい流れだと思います。

第2章

日本人の約8割が抱えている「ねじれ腸」「落下腸」

緊急提言！　新たにわかった便秘の原因

第1章で「日本人の便秘は腸の『形』にも原因がある」とお伝えしました。これは、新たに見つかった第7の原因。これまで便秘の原因は、おもに次のような6つにあると考えられていました。

1 食物繊維や水分など便をつくるために必要な成分が足りなくなる偏食

2 糖尿病や他の病気などによる自律神経の乱れ

3 精神的、肉体的ストレスにより大腸がけいれんして便が出ない「けいれん性便秘」

4 便秘薬を長期間使い続けることで、腸が疲弊して動かなくなる「弛緩性便秘」

5 便意をがまんしすぎることを繰り返して便意を感じなくなってしまう「直腸性便秘」

6 薬剤による副作用

そして、新しくわかったのが、

7 大腸の形による通過障害

6つの原因に当てはまらず、食生活や生活習慣を改めても改善しない便秘＝腸の形という新たな原因を見つけることができたのは、私が大腸内視鏡検査にかかわっていたからです。

内視鏡検査で明らかになった日本人の腸の形

みなさんの中にも、大腸内視鏡検査で苦しんだ人は多いのではないでしょうか？

じつは、大腸内視鏡は医師の立場からしてもとてもむずかしいものです。以前は研修医など初心者がすぐできるような検査ではなく、名人でなくてはできない検査でした。

さらにある程度できるようになっても、患者さんの痛みに対する対処法などむずかしいポイントが多く、現在でも消化器科系の学会では大腸内視鏡検査方法は非常に人気の高いテーマです。

そもそも医学が進歩した今でも、なぜ大腸内視鏡検査は一筋縄ではいかないのでしょうか？　同じ管という臓器を通す検査であるのに、なぜ胃カメラはスムーズで、大腸内視鏡はむずかしいのでしょう？

いちばんの問題点は、**検査が簡単な患者さんとむずかしい患者さんがいる**ということです。肛門から盲腸まで2分以内で到達できる患者さんがいる一方で、盲腸まで3時間もかかる患者さんもいる。医師3人がかりでも盲腸まで入らない人もいます。

長さや太さに差はあれども同じ腸です。ならば一定時間で終わってもいいはずなのに何かおかしい……この疑問にこそ、独自の便秘解消法を編み出すヒントがありました。

私は自分自身が名人ではなかったこと、検査習得に時間がかかり大変苦労したことから大腸内視鏡検査自体を簡単にする方法がないか考えるようになりました。まず、大腸内視鏡検査で世界的にもむずかしいといわれるのが、直腸の次の部位であるS状結腸でした。

そこで、それまであった方法を検証して改良した**「浸水法」**という方法を開発しました。これは直腸に少量の水を注入して内部の空気を抜き、内視鏡をひねりながら挿入します。

これは初心者が担当する最初の患者さんでもS状結腸を苦痛なく通過できる方法で、おかげさまで論文を書いた翌年には、海外から有用性を示す報告が発表されました。

ただ「浸水法」が日本で順調だったかというとそうではありませんでした。S状結腸の通過が容易になったことで、今度は**その奥の下行結腸や横行結腸で引っかかって入らない患者さんが目立つようになってしまった**のです。

大腸（結腸）は次のような4つの部分に分かれています。

❶上行結腸
❷横行結腸
❸下行結腸
❹S状結腸

大腸（結腸）のおもな4つの部分

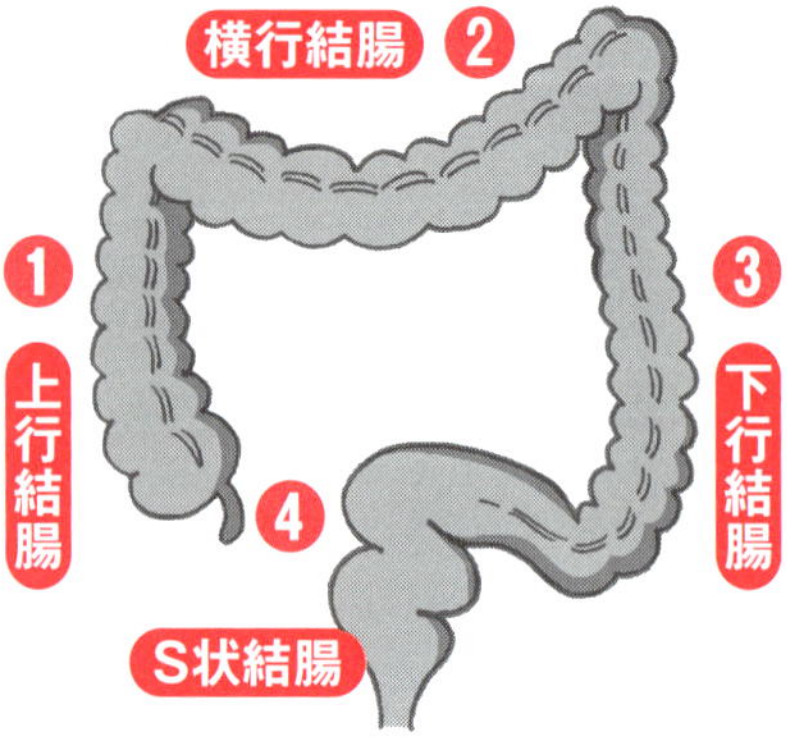

S状結腸はその名の通り、大腸の中でももっとも曲がりくねった部位です。

世界的にS状結腸はむずかしいけれどその他の部位は簡単だといわれていたのに、その簡単なはずの下行結腸や横行結腸がむずかしいのはどういったことか？

そして海外ではそのことが問題にならなかったのはなぜか？　と新たな疑問が出てきました。

大腸内視鏡検査「浸水法」とは？

大腸内視鏡検査は肛門から内視鏡を挿入して、直腸から盲腸までを観察する検査方法。

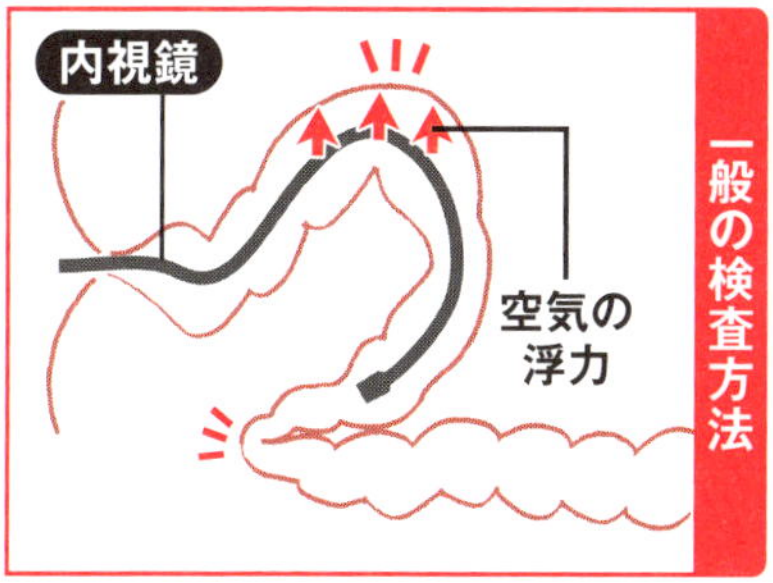

S状結腸を内視鏡が通過する際、まっすぐ押し込んだり過度に空気を送ることで、腸管や腸間膜が伸びて引っ張られるため痛みを生じる。

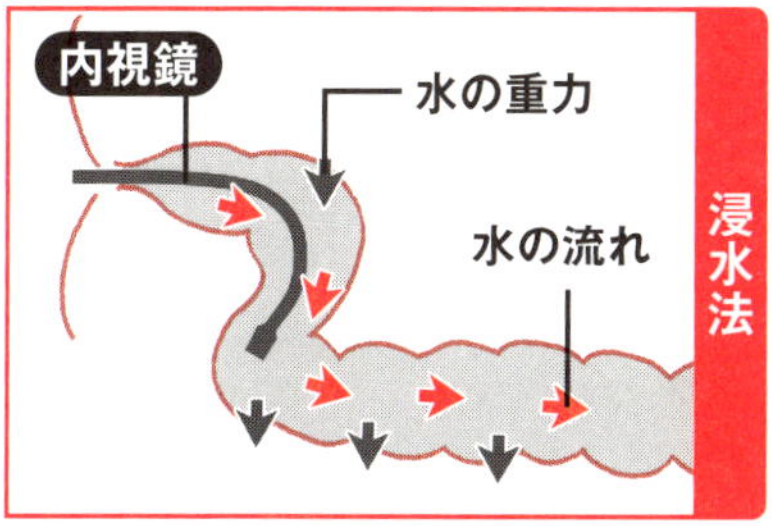

腸に少量の水を注入してS状結腸から空気を抜くと、水が奥に抜けて腸が自然に短縮する。腸のらせんに合わせて内視鏡をひねって挿入することで、腸が伸びず痛みが生じない。

※図はいずれも【左側臥位】から見た状態

そこで、実際の腸を見る必要を感じ、母校の慶應義塾大学解剖学教室の教授と准教授にお願いして、30人のご献体を解剖して腸の形を検討させていただくことになったのです。

実際の腸を隅から隅まで見てみると驚愕しました。それは一緒に解剖に参加してくださった准教授の先生も同じでした。目を見合わせて出たのは、

「いったい誰が腸の形を決めたんだ?」

という一言でした。それほど腸の形は人それぞれで、教科書に載っているような形をしている人は20%しかいなかったのです。

さらに腸の形を分類するにもあまりにも形が複雑・多様すぎて、到底不可能。授業で解剖を経験している私、そして解剖学実習を長年指導している教授たちも腸の形をあまり気にしておらず、**「腸の形は教科書通りの四角」と思い込んでいた**のです。

現在も多くの内視鏡医師がこのような思い込みを持っていると思います。

ドイツ人の腸は日本人とこんなに違う！

ところが、ドイツのハイデルベルグ大学に客員教授として3か月間赴任して大腸内視鏡の指導にあたったところ、さらに驚愕する事実に直面しました。大腸内視鏡を施行した100人のドイツ人の腸の形は、ほぼ全員が教科書通りの四角だったのです。

不思議に思った私はハイデルベルグ大学の放射線科の教授にドイツ人の腸の形について聞いてみました。その答えは、

「ドイツ人の腸の形は教科書通りに決まっているだろう、日本人は違うのか？」

といって数人のドイツ人の注腸写真で教科書通りの腸の形を見せてくれました。

確かに腸は四角でした。このとき初めて教科書の四角い腸の形は欧米人のもので、解剖学の教科書を書いたのは欧米人だったことに気づいたのです。

日本では腸の形は人それぞれで、バラバラの形にねじれている。

こうした日本人に多い腸管形態をテレビ番組でわかりやすく「**ねじれ腸**（正式には腸管形態異常という）」と名付けてもらいました。日本人の慢性便秘の原因の一つに、「ねじれ腸」があると考えるに至ったのです。

「ねじれ腸」って、いったいどういうこと？

腸はもともとねじれているように見えるかもしれませんが、教科書通りの腸は表面に凹凸があるだけで、腸管自体はなめらかなストレート状をしています。「ねじれ腸」がどのくらいねじれているか、55ページのCT写真を見ていただくと一目瞭然でしょう。

日本人の約8割はほぼこのように、「ねじれ腸」をしています。

ねじれ方にもいろいろあって、なかでもいちばん多いのは、お腹の中で本来はまっすぐに背中に固定されているはずの**下行結腸部分が背中に固定されていないがために、腸がたわんで曲がったりねじれたりしている**ケースです。

もう一つは通常は時計回りのらせん形をしている**S状結腸が反時計回りのらせん**

形をしている場合です。本来の形と異なるため便の通過がしにくく、腸がねじれてしまう現象が起きて「S状結腸軸捻転症」という腸捻転の原因になることがあります。

この「S状結腸軸捻転症」は日本人特有です。ドイツで「浸水法」を使って「S状結腸軸捻転症」を簡単に治せると講演したとき、講演会場が不思議な雰囲気に包まれました。あたかも当惑しているような雰囲気の原因を聞いたところ、ドイツではそのような病気がないといわれてびっくりしました。

では他のアジア人の腸の形はどうなっているのか？

そこが気になるところですが、私が知る限りは韓国人は教科書通りの腸管形態の人が多く、中国人は日本人と同じような印象です。これは多くの患者さんを診ないとまだわからないところだと思います。

「ねじれ腸」と便秘の関係ですが、**「腸のねじれがあると内視鏡が入りにくい」**ということはすなわち、**「腸がねじれていると便が出にくい」**という単純な結論です。

腸がねじれているとはどういうことか？

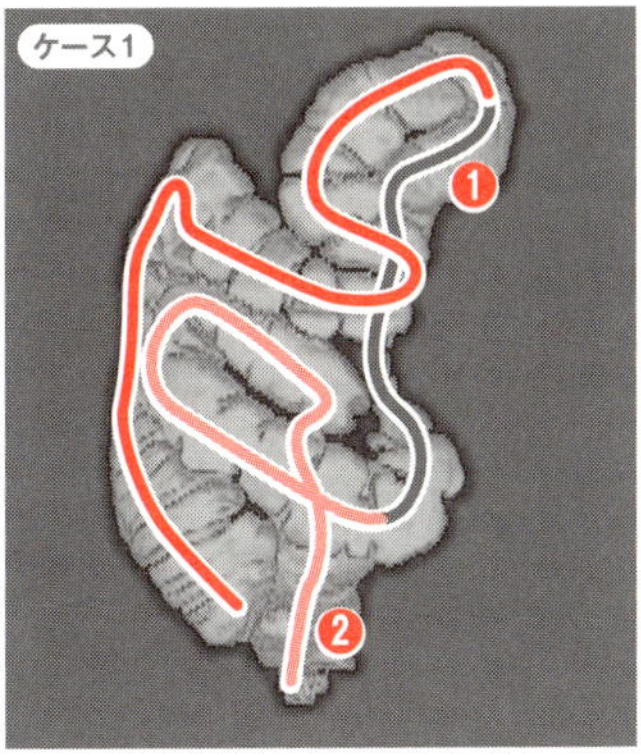

◀❶下行結腸が体の中央に移動している。❷S状結腸が逆にねじれて大きなループを描いている。

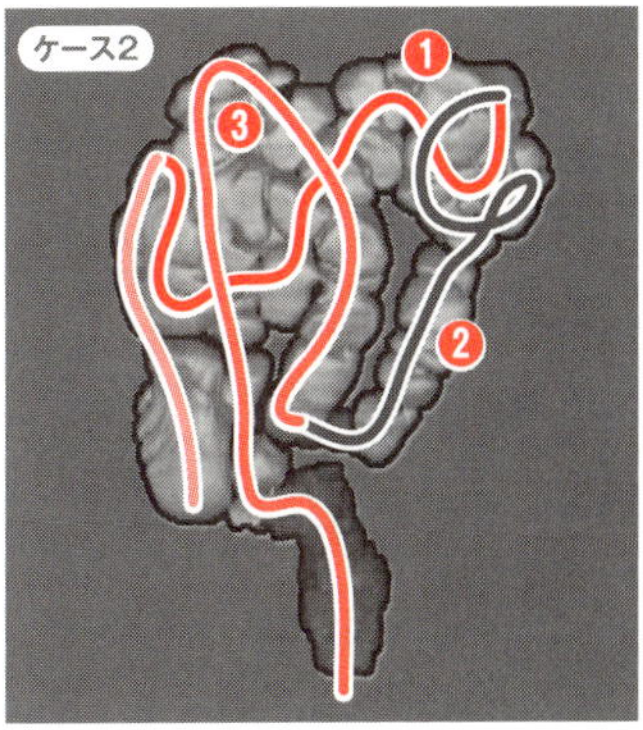

▲❶横行結腸と❷の下行結腸のつなぎ目で2つのループができている。さらに、❸のS状結腸の形が異常のため、著しく長くなり、横行結腸に乗り上げている。

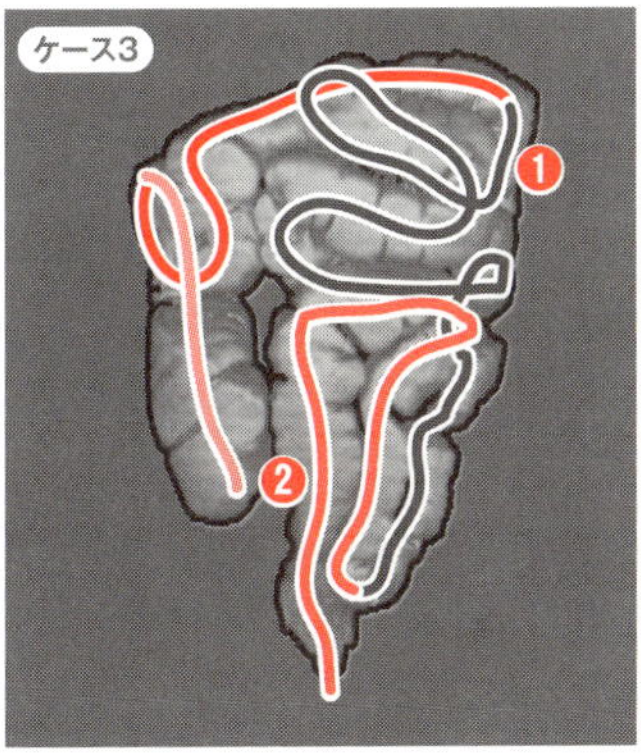

◀❶の下行結腸が途中で遊離して、2つのループを描いている。❷のS状結腸も長くなっている。

「便秘の人がバリウムを飲むとひどい便秘で苦しむ、時に腸閉塞になることがある」と聞いたことがある方も少なくないと思います。これは腸がねじれたところにバリウムが塊となって引っかかることで、ひどい便秘や場合によっては腸閉塞になるのです。

私が検査した中でも、バリウムの腸閉塞から腸の穿孔を起こして手術した経験がある方が何人もいらっしゃいます。実際にバリウムが横行結腸のねじれで引っかかって腸閉塞になった患者さんの腸のねじれを一時的に解除してバリウムを出したこともありますし、腸閉塞になった方の内視鏡検査を数名行いましたが、S状結腸や下行結腸が高度にねじれていました。

ねじれ腸で便秘になるメカニズム

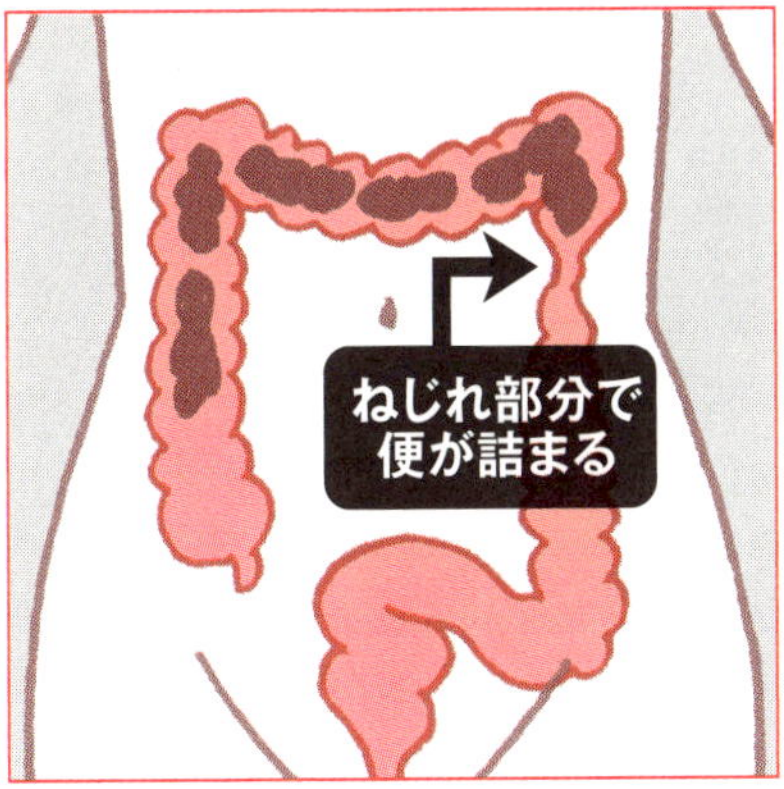

ねじれ腸は…

腸がねじれると、ねじれた部分が狭くなる。すると、この狭い部分を固くなった便が通過しにくくなり、結果として便秘を引き起こす。

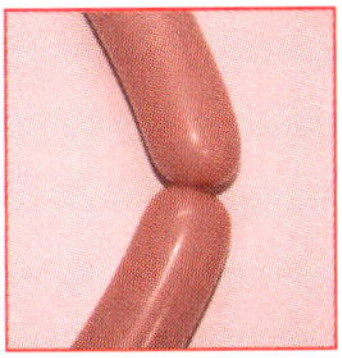

ねじれのある風船

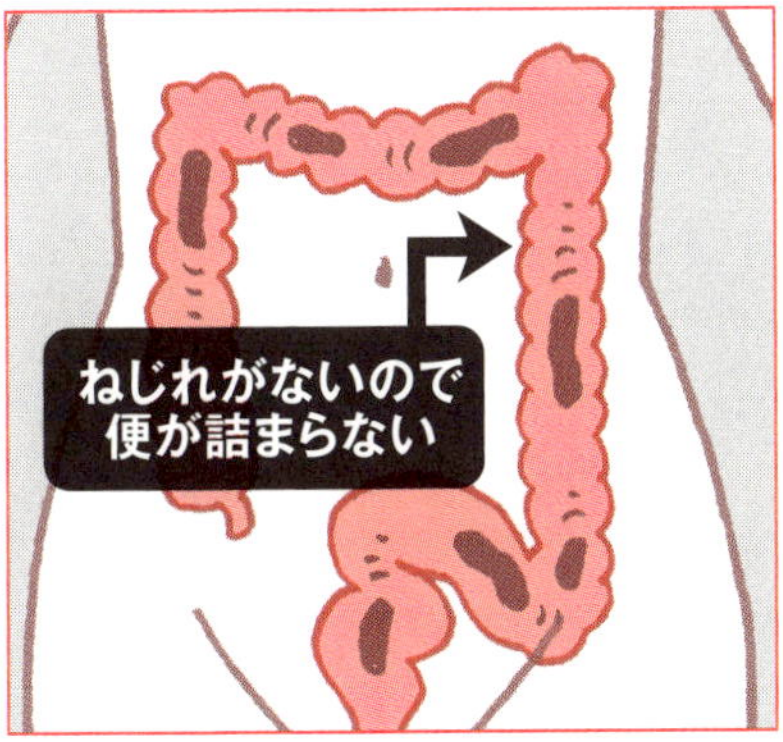

正常な腸は…

腸がねじれていなければ、腸の中では狭い場所がないので、便はスムーズに通過できる。

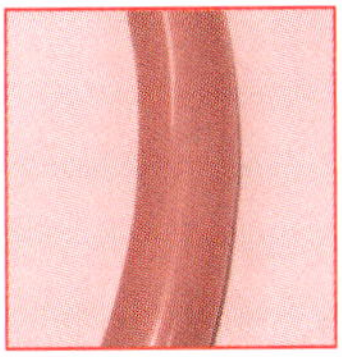

ねじれのない風船

詰まった便の重みで腸がどんどん伸びていく⁉

日本人のねじれた腸に便が引っかかると、便がたまるのは先ほどお話しした通りです。ねじれやすいところは決まっていて、3か所あります。

❶横行結腸と下行結腸のつなぎ目
❷下行結腸
❸S状結腸

このうちのどこか、あるいは3か所のうち複数か所にねじれがある人がほとんどで、ねじれた先に便が進めなくなってしまうために、ねじれの手前に便がどんどんたまっていきます。

みなさんは、いったいどの程度、便をため込むことができるのか、想像したことはあるでしょうか？

じつは私自身は２kgため込んでいました。詰まりが改善すると、便器が詰まってしまうのではないかと不安になるほどの排便がありました。

患者さんの中には**４kgたまっていた**という方もけっこういます。こんなにため込むことができるなんて、ちょっと驚きではないでしょうか。

便をため込むと、その重みと容量により腸は長く太くなります。すると、腸はさらに複雑にねじれて便が出にくくなり、より長くなってしまいます。そして**便はため込みすぎると、その重さで腸が骨盤にまで垂れ下がってしまう**こともあるのです。

レントゲンで便秘に悩む患者さんのお腹を見てみると、本来、体の右側と左側の腸をつなぐ横行結腸があるべき部分（肋骨の下のあたり）に腸がないことがあります。横行結腸が骨盤まで垂れ下がってしまって、本来あるべき部分に腸が見当たらないなんて、じつに衝撃的な話です。

では、一度垂れて伸びてしまった腸はもう元には戻らないのかといったら、そんなことはありません。レントゲンで便秘の改善過程を見てみると、大腸内にある便の量が減ると、骨盤まで落ち込んでいた横行結腸がちゃんと持ち上がってきています。すなわち短くなっているのです。

とはいえ、**20年以上などの長期間、長く太く伸び続けてしまった場合は、腸の神経がダメージを受け、残念ですが元に戻らないことがあります。**これまでの便秘改善法では便秘がよくならないなら、ねじれ腸を疑ってみましょう。

ねじれやすいポイントは3か所

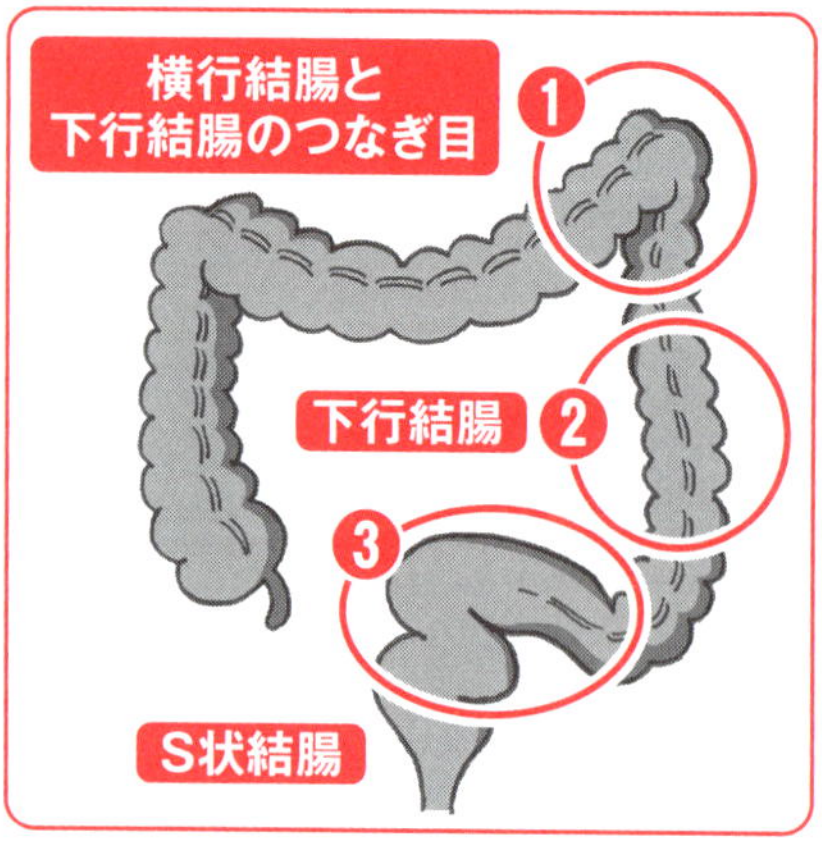

❶横行結腸と
下行結腸のつなぎ目
❷下行結腸
❸S状結腸

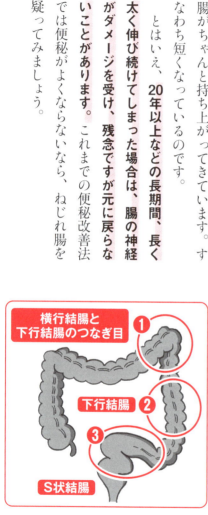

レントゲンを撮ると「腸がない！」人がいる

便秘の原因の一つに「ねじれ腸」があることをつきとめ、ねじれ腸に効果がある「腸ゆらしマッサージ」を考案、テレビや本で紹介したところ、放送直後・出版直後に多くの方から「便秘が治った」「薬を使わなくても出るようになった」など、感謝の声をいただきました。

おかげさまで多くの人に腸ゆらしマッサージが知られることになったのですが、一方で久里浜医療センターにいらっしゃる患者さんの状況は一変しました。「ねじれ腸」を原因とする便秘患者さんの割合は激減したものの、腸ゆらしマッサージが効きにくい「落下腸」患者さんたちが訪れるようになったのです。

じつはねじれ腸の症状には特徴があり、**便秘にともなない「腹痛」**があります。特に排便前にお腹の痛みがあり、いつも**同じ場所が痛むなら、その付近の腸がねじれている部分**だと考えられるのです。

確認になりますが、**お腹の痛みは腸が動いていることも意味**します。腸は動いているけれど便がねじれで引っかかって出せないため、腸の内圧が上がってお腹が痛くなるのです。

このように痛みがあればねじれ腸由来の便秘である可能性が高いので、腸ゆらしマッサージで解消できるはずでした。実際にテレビ放映でマッサージを紹介した翌日、病院には「便がものすごく出たんだけど大丈夫か？」などの問い合わせがあり、ネットでも放送直後から「マッサージしてすぐいっぱい出た！」「何十年も悩んでいた便秘が薬もなしに治っちゃった！」などの書き込みが相次ぎました。

こういった反応からもわかるように、ねじれ腸であればマッサージの効果は劇的に表れるのです。

しかし、「ねじれ腸」を特集した健康番組「たけしの健康エンターテインメント！みんなの家庭の医学」の収録で、ねじれ腸の疑いがある5人を内視鏡とＣＴで調べたところ、４人は確かに腸がねじれた「ねじれ腸」だったのですが、一人は違いました。その方の腸の形は複雑に折れ曲がって、幾重にも折り重なっていて、立ち上がると骨盤の中に腸が落ち込んでしまう、いわゆる**「落下腸」**だったのです。

落下腸は こんな形をしている

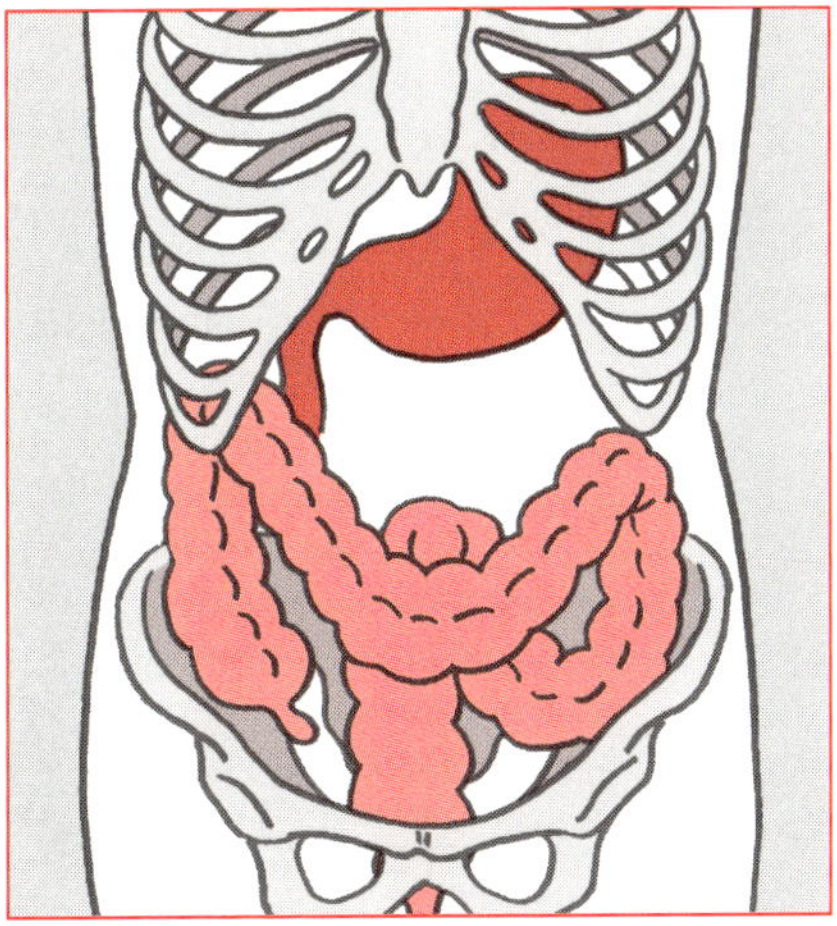

本来、肋骨のすぐ下にあるはずの横行結腸がストンと落ち、骨盤の中で複雑に重なり合っている状態。

落下腸では、立った状態でレントゲンを撮ると、**本来あるべきところに大腸がありません。**

ねじれ腸と落下腸は**「お腹の痛みをともなう便秘」**という点では同じなのですが、患者さんの数が少ないということもあり、「落下腸」をテレビ収録という限られた時間内では説明せず、その場では「ねじれ腸ではない」とだけ説明しました。ですがこのとき「ねじれ腸」と「落下腸」は明確に対処法を分けるべきと判断しました。なぜなら、落下腸では腸が骨盤の中に落ち込んでしまうため、腸ゆらしマッサージだけでは効かなかったからです。

「ねじれ腸」よりやっかいな「落下腸」とは？

ねじれ腸と落下腸の違いを分類すると、次のような特徴があります。

ねじれ腸＝大腸の一部がねじれている
落下腸＝大腸が本来あるべき位置からはずれて骨盤内に落ちている

医学の教科書には、人間の大腸は上行結腸と下行結腸がお腹の中の背中側にぴったり固定されていると記載されています。

ねじれ腸は特に下行結腸の固定が部分的に不十分であるため、腸がたわんだところができてねじれた状態になっています。

一方、**落下腸は上行結腸も下行結腸もお腹の中の背中側に全く固定されていない状態**です。そのため落下腸の人が座ったり立ったりすると、普通はお腹の中を四角く取り巻いているはずの**大腸が重力で下がり、骨盤内に折れ曲がって落ち込んでしまう**のです。

大腸全体が骨盤の中に折れ曲がって落ち込んでいるので、**ねじれ腸以上に腸の曲がり角の角度が急で、便が詰まりやすくなります。**腸が骨盤内に落ち込んでいるので、多少の運動では腸がゆらされず、本来「便秘の原因の七難を隠す」**運動をしてもあまり効果がありません。**

落下腸の場合、本来あるべき位置に腸が存在しないことが多いため、ねじれ腸マッサージの効果が得られにくくなります。

また、やせているのに下腹がぽっこり出ているのも特徴で、もし、ダイエットをしてウエストや脚が細くなったのに、**下腹だけはぽっこりしているならば落下腸の可能性が高い**でしょう。

落下腸は医学用語では「総腸間膜症」と呼ばれています。腸全体が腸間膜という膜でぶら下がっているだけなので、落下腸の内視鏡検査は非常に困難です。ここであらためて、ねじれ腸と落下腸のそれぞれの便秘の特徴をまとめてみましょう。次のような項目に注意してみてください。

ねじれ腸便秘の特徴

- 子供の頃から便秘である
- 腹痛をともなう便秘
- 便秘のとき、下痢や軟便が出ることがある
- 運動をすると便が出やすくなる

さらに……

落下腸便秘の特徴

- 運動しても便秘がよくならない
- 立ち上がるとへそから下が出っ張る

そもそも腸がねじれていたり、あるべき場所になく折れ曲がっていれば、便が出にくいのは当たり前のことです。原因は腸の形にあるのですから、食物繊維や乳酸菌をとるといったこれまでの便秘改善法を続けていても、いっこうによくならないことでしょう。

これらの患者さんの多くは下剤を長期間服用しているケースが見受けられ、それにより便秘を重症化させていることもあります。

まずは自分の便秘の原因がねじれ腸や落下腸なのではないか？　そう疑うことから便秘改善を始めてみませんか。そして、もしあなたが、ねじれ腸、落下腸が原因の便秘であるならば、下剤といった薬よりも、これまで何度かご紹介した「腸ゆらしマッサージ」など、別の方法が有効だということです。

原因不明の胃痛や胸やけが続くようなら、便秘を疑え！

便秘は思わぬ不調を引き起こすことがあります。

便秘患者さんの中には、「胃が痛い」とうったえる方が多くいらっしゃいます。ほとんどの方は内視鏡検査などもされていて、「検査では胃に問題がないのに、胃のところが痛いんですよ」とおっしゃいます。

もちろん、胃潰瘍や胃がんなどではないか、そしてすい臓に異常がないか、病院で検査する必要はあります。そうでない場合、胃やすい臓に問題があるのではなく、便秘が胃痛を引き起こしていることがあります。そのため胃薬を服用しても胃痛は解消されないのです。

胃のある場所、左胸の下は横行結腸と下行結腸のつなぎ目があります。横行結腸と下行結腸のつなぎ目がねじれ腸でねじれていたり、落下腸で折りたたまれている場合、便がその部位で引っかかってしまいます。それを腸はなんとか押し出そうとするので、**腸のけいれんと腸の内圧が上がることで痛みが生じます。**

その証拠に、便秘がよくなると便が胃の近くで引っかかることもなくなるので、胃の痛みは速やかになくなります。そこで患者さんは「胃の痛みではなく、便秘での痛みだったんですね」と気づかれます。

また、胸やけの原因になる胃酸が逆流して起こる逆流性食道炎や、胃のもたれの原因になる機能性胃腸症も便秘との関連性が報告されています。

そして私たちが日常的に直面するこの症状を、明確に示す現象があります。

大腸内視鏡検査を行うときは、腸をきれいにするため、事前に洗腸液を2ℓ程度飲んでいただきます。量は多いものの、便秘などのない人はさほど困ることなく内服できるのですが、便秘の方で洗腸液を飲めなくなったり、少し飲んだところで吐いてしまう現象がよく見られるのです。

飲み切れない方のほとんどが、複雑に腸がねじれている「ねじれ腸」「落下腸」

の便秘患者さんです。腸がねじれていたり、折れ曲がっているために便が引っかかって洗腸液が先に進まず、逆流して嘔吐してしまうという原理です。

この現象を解決するために、久里浜医療センターではストレッチを取り入れています。ストレッチや体をひねりながら洗腸液を飲んでもらうことで、腸のねじれで洗腸液が流れなくなって逆流し、嘔吐することはなくなりました。

本当に痛いのは胃ではなくて肋骨の下の腸!?

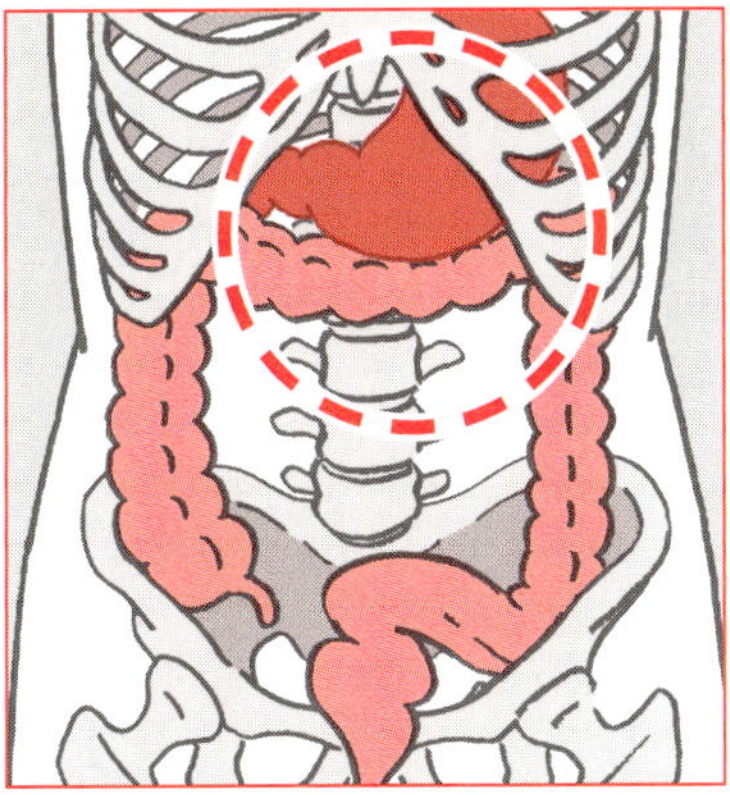

胃の位置と大腸の横行結腸は、ほぼ同じ肋骨の下の位置にある。そのため、横行結腸と下行結腸のつなぎ目に便がたまってお腹が張る場合は、胃ではなくて腸の痛みであることがままある。

便秘には「体質」ともいうべき3つのメカニズムがある

便秘の原因は大きく分けて3つあります。

ストレスに反応して腸がけいれんして固い便になり便回数が減る体質の**けいれん性便秘「大腸通過遅延型便秘」**、ねじれ腸や落下腸など便が通過しにくい腸を持つ方の運動不足でお腹が痛い便秘である**便秘型ＩＢＳ「大腸通過正常型便秘」**、トイレに行きそこねて直腸反射がなくなる直腸性便秘や骨盤底筋の問題で便を出しにくくなる**「便排出障害型便秘」**です。

❶ けいれん性便秘（大腸通過遅延型便秘）

けいれん性便秘は日本人の約10％の人が持つ体質で、体質の理解が必要です。詳しくは次の節で説明しますが、けいれん性便秘が悪化しているということは強いストレスにさらされている状態といえます。

けいれん性便秘を悪化させる人は真面目な人が多い印象があり、上手なストレスのマネージメントが大切です。長く楽しく続けられる趣味を見つけたり、スポーツを始めたりというのが上手な付き合い方です。

② 便秘型IBS（大腸通過正常型便秘）

便秘型ＩＢＳであるねじれ腸便秘、落下腸便秘は、ねじれ腸、落下腸の方の運動不足が原因です。じつは私自身もS状結腸のねじれ腸で、運動不足になるとひどい腹痛と便秘に悩まされる困った状態となります。

ただ、ものは考えようです。第１章で述べた通り、便秘だと心筋梗塞や脳梗塞などで早死にする可能性が高くなります。便秘になったということは、腸から「運動したほうがいいよ」というサインが出ていると捉えましょう。運動することは便秘が解消して快適に過ごせるようになるとともに、長生きする上でも重要なポイントとなります。私も便秘になったことでお腹に「運動したほうがよい」と教わり、運動を開始しました。おかげさまでメタボや脂肪肝は解消し、肩こりや頭痛からも解放されました。

❸ 便排出障害型便秘

直腸性便秘は便が直腸に残ることで直腸のスイッチが入りにくくなった状態で、乳幼児や寝たきりの方のほか、トイレに行きそびれた成人でも起きます。可能なら浣腸や座薬で直腸を空っぽにしてから朝食後3分の排便努力をするだけで、1週間から10日でよくなります。

一方で骨盤底筋の問題で便秘になる場合はやや困難です。尿漏れや子宮脱などで問題になることも多い骨盤底筋ですが、骨盤底筋群でしっかりと下から支えられていないと排便する力がすべて下に逃げてしまいます。骨盤底筋をゆるめたり締めたりする機能の改善は、便秘の改善につながるので、気になる方は「骨盤底筋トレーニング」で調べていただくとよいでしょう。

「便秘」と一口にいっても、**けいれん性便秘にはストレス対策が重要で、ねじれ腸**

便秘や落下腸便秘には運動が大切ということがおわかりになったかと思います。

厚生労働省は「歩行を毎日60分以上」と、「筋トレを週2～3回」を推奨しています。適切な運動は、ねじれ腸便秘、落下腸便秘に有用なだけではなく、マインドフルネスのようなリラックスさせる効果や自己肯定感を持たせる効果もあります。運動には身体機能と精神的健康度を維持させる作用があるのです。ぜひ取り入れて、便秘のみならず心身の健康を保ってください。

受診予約をとるだけで治ることもある便秘

「旅行中排便がないが、帰宅すると排便がある」「平日排便がないが休日になると排便がある」という現象は便秘患者さんの中ではよく聞かれ、**ストレスに関連する便秘、「けいれん性便秘」**と捉えられています。

海外の論文では1906年から見いだされ、1949年の論文では、病院を受診する便秘の外来患者のうち約30％がストレス関連であり、腹部X線写真で結腸のけいれんが観察されると報告されています。

薬の効果を見る方法に、ランダム化比較試験というものがあります。研究対象者を本物の薬「実薬」と効果がない「偽薬」の2つのグループに無作為に割り付けて、実薬の効果を検証する科学的研究方法です。

便秘薬もこの方法で効果を見るのですが、よく使われる酸化マグネシウムでは実薬群で76％効果があったのに比して、偽薬群でも56％の効果が見られました。酸化マグネシウムは効果が科学的根拠をもって示されている薬ですが、効果がないはずの偽薬でも56％に効果があったということです。

「プラセボ（偽薬）効果」といわれるこの現象は便秘の新薬でも確認されていて、じつに**偽薬の60・3％に効果が見られた**ものもあります。

薬でないものに反応してよくなる便秘、つまり「これを飲むとよくなる」と思うだけで改善するプラセボ効果が見られるのは、先に述べたストレス性の「けいれん性便秘」です。

私は、テレビ番組「たけしの健康エンターテインメント！みんなの家庭の医学」で、けいれん性便秘の方を対象に、**「水上が電話をして病態を説明するだけで便秘が改善する」**という実験をしました。

1週間程度排便がない方たちでしたが、実験は大成功し、排便が10日に1回だった方は電話直後に排便がありました。見事にプラセボ効果を実証したのです。

けいれん性便秘はストレスに反応して腸がけいれんして便を腸内に留めます。便は圧縮されて固く小さくなり、結果として便回数や便量が減ります。旅行中は普段より緊張を強いられますし、平日は休日より緊張した時間を過ごします。その緊張、ストレスにより「けいれん性便秘の体質」が発動して排便がなくなるのです。

ちなみに「便秘について悩む」ということ自体も立派なストレスです。「けいれん性便秘の体質」がある人が便秘を悩むと、けいれん性便秘が発動して便秘が悪化し、さらにそれが悩みになるという「悪循環」を形成します。

悩めば悩むほど、頑張って治そうと思えば思うほど悪くなるのが、けいれん性便秘なのです。

なお、「プラセボ効果」は当然ながら永続的ではありません。「これを飲むとよくなる」という思いが薄まると効果がなくなります。これが、「**新しい薬が最初は効いた**んだけど、そのうち効かなくなった」の正体で、その人の便秘はけいれん性便秘であり、飲んだ薬は「その人の便秘に効果がなかった」ということになります。

「これを飲むとよくなる」は「ここで受診したらよくなるかもしれない」とも似て

います。

私が勧めている便秘外来を受診される患者さんでも、**「予約をとっただけで便秘がすっかりよくなりました」という方がなんと10％程度見られます。**

悩めば悩むほど悪化してしまう一方で、プラセボ効果で薬が効いたり、予約をとるだけでよくなるケースもあるという、そういったストレス性の便秘もあるのです。

「ねじれ腸」「落下腸」由来の便秘は今までの便秘解消法が効かない！

大腸内視鏡検査を行うと、著しく腸がねじれているけれども便秘がない人がいます。そのような方には共通点があって、ほとんどの方が以前から運動をしているのです。60歳の方が「少し走ったりしていますよ」というので内容を聞いたら、「毎日５㎞走って、腹筋を２００回やっています」などということはよくあることです。

ちなみにその方はポリープを切除して安静にしてもらったら、ひどい便秘になってあわてて病院に駆け込んできました。もちろん安静期間が明けて運動を再開したら便秘は解消しましたが……。

ものすごい量の運動をする必要はありませんが、このことからも便秘解消のカギは運動にあることは確かです。

とはいえ、運動がいかにいいといっても、すぐに始めるのはなかなかむずかしいでしょう。運動していなかった人がいきなり始めると筋肉痛になったり、場合によってはひざや腰を痛めたりすることも少なくありません。そして何より、続けるのがむずかしいものです。

そこで考えたのが、ねじれ腸患者さんに内視鏡を入れるときの工夫を応用し、運動しているときと同じような刺激を与える**「腸ゆらしマッサージ」「落下腸マッサージ」**です。

腸ゆらしマッサージ、落下腸マッサージの方法は次章で詳しくご説明しますが、本章では、

□「食物繊維をとる」「水分をたっぷりとる」など、従来よしとされる便秘解消法を実践しているのに改善されないお腹が痛い便秘ならば、ねじれ腸や落下腸の可能性がある

□そして、ねじれ腸便秘に向いた解消法がある→腸ゆらしマッサージ

□腸ゆらしマッサージを行っても改善されない場合、落下腸の可能性がある
□そして、落下腸便秘に向いた解消法がある→**落下腸マッサージ**
□便秘は生まれ持った体質！
最適な便秘解消方法を選べば、頑張らなくていい！

この5つのポイントを覚えておいてください。

第3章

30年来の便秘も解決した「腸ゆらしマッサージ」

「腸ゆらしマッサージ」がきりひらく新しい便秘対策

便秘によいといわれていることをしているのに、便秘がよくならない。

このような場合は、「ねじれ腸」や「落下腸」の可能性を疑ったほうがいい、とこれまでお伝えしてきました。

便秘の原因には、前章でご説明したように生活習慣やストレス、自律神経やホルモンバランスの乱れなど、さまざまな原因があります。

いくつも便秘の原因があるのに、アスリートはまず便秘になりません。そして便秘外来にアスリートはいらっしゃいませんが、スポーツをやめた元アスリートは多くいらっしゃいます。スポーツをやめると、アスリートも普通の人のように便秘になります。そして、彼らが運動を再開すると速やかに便秘は解消します。

すなわち「運動は便秘の七難隠す」といってもいいほど、運動は便秘対策に重要なのです。

便秘対策の研究は多数ありますが、もっとも**信頼性のある便秘対策は運動**です。もちろん便秘になりやすい、なりにくい、といった遺伝や体質など先天的な要因もありますが、**便秘の最大要因は運動不足**なのです。

日本人の約8割がねじれ腸、落下腸です。けれども、全員が便秘ではありません。運動しているか、していないかは、便秘になるか、ならないかに大きくかかわっているのです。とはいえ、誰でもすぐに、継続できる運動を始めることができるわけではありません。急に運動をすればひざや腰を痛めることも多いでしょうし、お年を召された方にはなおさらです。ひざや腰を悪くすれば治るまで運動できなくなりますから、もっと状態が悪くなってしまいます。

また便秘中はなんとなく気分も晴れないので、「便秘になったから運動するぞ!!」という気持ちになりにくいものです。

そこで私が考案したのが、ねじれ腸や落下腸が原因の便秘を解消するための、腸をゆらして行う「腸ゆらしマッサージ」や「落下腸マッサージ」です。

このマッサージには、**運動をしたときにお腹の中の腸がゆれるのと同じように大腸をゆらすことで、腸のねじれをゆるめます。**落下腸の人たちは通常の運動では便秘改善効果はありませんが、フラダンスやベリーダンスなど骨盤内がよくゆらされる運動が有効なことがわかってきているので、骨盤の中を持ち上げてゆらす動きを取り入れました。

どちらのマッサージにも**便がねじれに引っかかりにくくするという働きがあり、便の通過をスムーズにしてくれます。**


これまで内視鏡検査を行うとき、ねじれ腸や落下腸の患者さんに内視鏡を挿入するのはとても大変でした。そこで私は内視鏡をスムーズに挿入するため、患者さん自身にお腹を圧迫してもらって腸の形を整えるように手伝ってもらっていました。するると、ねじれた部分がゆるみ、内視鏡を奥まで入れやすくなったのです。お腹を押さえることで、ねじれている部分にスムーズに内視鏡が入っていくならば、同じことをすれば便が出てくるのではないか。

「腸ゆらしマッサージ」「落下腸マッサージ」はこのような腸の現象を応用して考案したのですが、検査のときにお腹を押してもらった便秘患者さんに試してもらったところ非常に効果がありました。

そして、テレビや雑誌で紹介したところ、「これまでよくならなかった便秘が治った」などといった多くの反響をいただいたのは前述の通りです。

さらに落下腸に関していえば、テレビ番組の実験で落下腸の方を逆立ち状態でレントゲン撮影したところ、落下した腸が押し上がることを示すことができました。

つまり、

- 落ちている腸は骨盤の底にくっついているわけではない
- ちょっとした刺激で腸が移動する

ということで、落下腸の人には、「腸ゆらしマッサージ」に加えて、腸を持ち上げる「落下腸マッサージ」を行ってもらうように指導しました。こちらについても、ほとんどの落下腸の患者さんたちから、便秘が劇的に解決したとの報告を受けています。

ねじれ腸も落下腸も生まれつきのものなので、残念ながら腸の形自体は変わりません。しかし、マッサージを行うことで一時的に腸のねじれた状態をゆるめたり、腸を持ち上げたりすることで便秘が解消でき、便秘が解消すれば腸が短くなって便秘をしにくくなります。まずはマッサージを始めて、よいスパイラルをつくりましょう。

チェックテストで腸の形を探ってみよう

ここまでお読みいただき、自分の腸はねじれ腸なのか、落下腸なのか？　とても気になるところだと思います。腸の形はレントゲンを撮らない限り確認することはむずかしいところですが、簡単にチェックする方法があります。

次のA、B、2つのテストのうち当てはまるものをチェックしてみましょう。

テストA

- チェック1：子供の頃から便秘だった
- チェック2：腹痛をともなう便秘になったことがある
- チェック3：便秘の後、下痢や軟便が出たことがある
- チェック4：運動量が減った途端、便秘になったことがある

テストB

チェック5：運動をしても便秘が改善しない

チェック6：あおむけ時と比べ、立ち上がると下腹がぽっこり出る

いかがだったでしょうか。

〈診断結果〉

テストAのうち2つ以上当てはまる→ねじれ腸

テストAのうち2つ以上、テストBのうち1つ以上当てはまる→落下腸

もしこの診断結果に当てはまるようだったら、それぞれねじれ腸、落下腸の可能性があります。それでは一つずつ解説していきましょう。

❶ 子供の頃から便秘だった

腸の形は**お母さんのお腹の中にいるときに決まります。**下行結腸やS状結腸がねじれている、もしくはねじれやすいというのは腸の形の特徴で先天的なものです。子供は大人より運動量が多いですが、そのときから便秘の人は先天的な腸のねじれで便が出にくいことが便秘の原因と考えられるのです（ここでいう子供とは小学生以降のこと。それ以前の便秘はお尻の便秘です）。

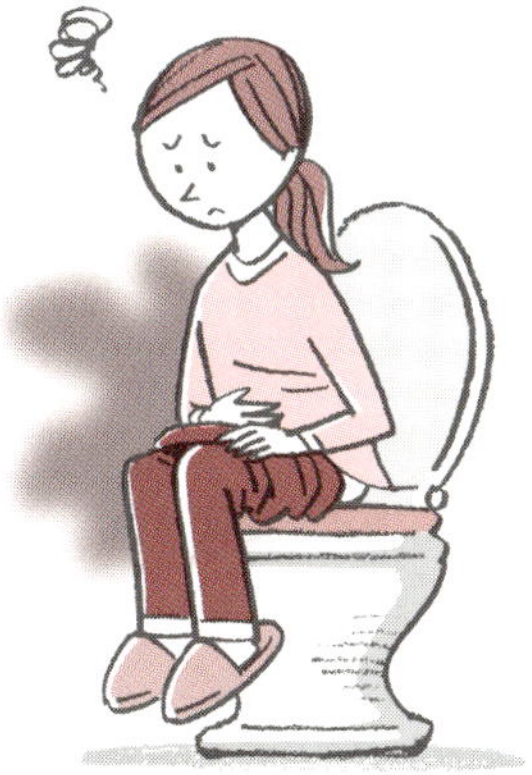

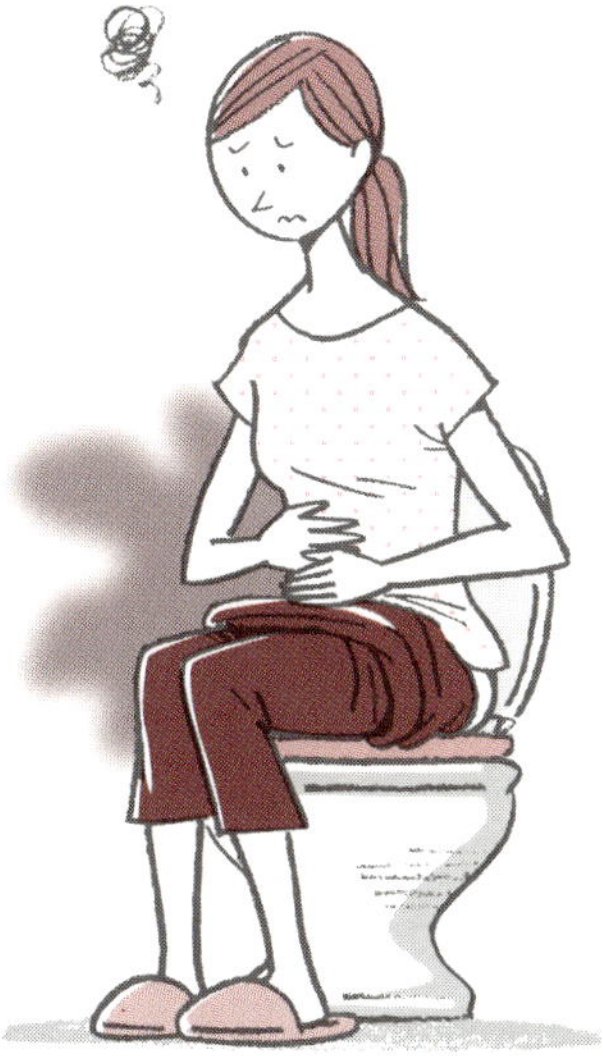

2 腹痛をともなう便秘になったことがある

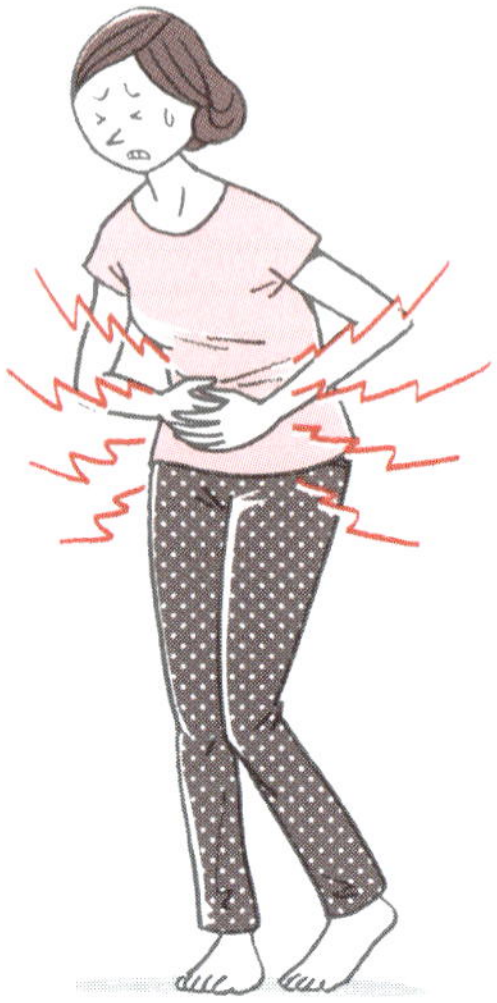

排便にともなう腹痛は、腸が動いて便を出そうとしているけれど、便が出ないために腸の内圧が上がって起きます。いちばん多いのは、**腸のねじれに便が引っかかって出ていかない**ことで、痛みは腸のねじれ近くや上流に感じます。

3 便秘の後、下痢や軟便が出たことがある

「便秘と下痢を繰り返す」というのは過敏性腸症候群（ＩＢＳ。１５０ページ参

照）でよく聞くキーワードです。過敏性腸症候群の典型的な症状ですが、じつはこのタイプの便秘と下痢を繰り返す人のほとんどはねじれ腸です。腸がねじれたところに固い便が引っかかり、腹痛をともなう便秘になります。するとねじれの上流には便がたまっていき、腸は「腸が詰まってしまうと命の危険がある」と判断して上流の便をゆるくします。

このメカニズムは腸捻転のときや大腸がんで腸閉塞になったときによく見られます。腸捻転や大腸がんで腸閉塞になったときの上流の腸の中には下痢便が詰まっています。

これは腸が詰まりそうになると便をゆるくして詰まらないようにするという人間の体の防御反応なのです。

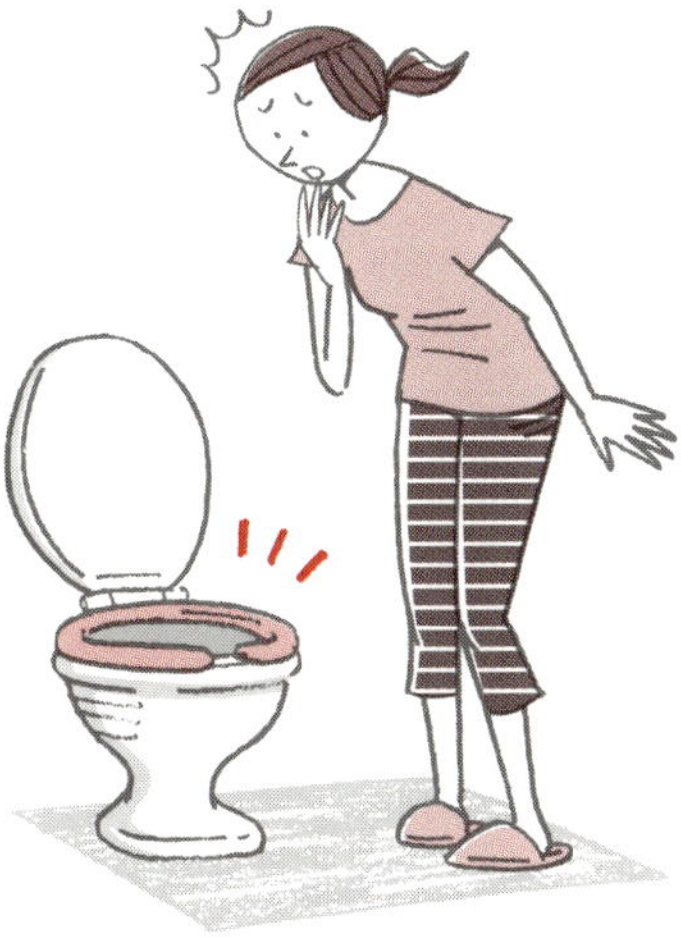

4 運動量が減った途端、便秘になったことがある

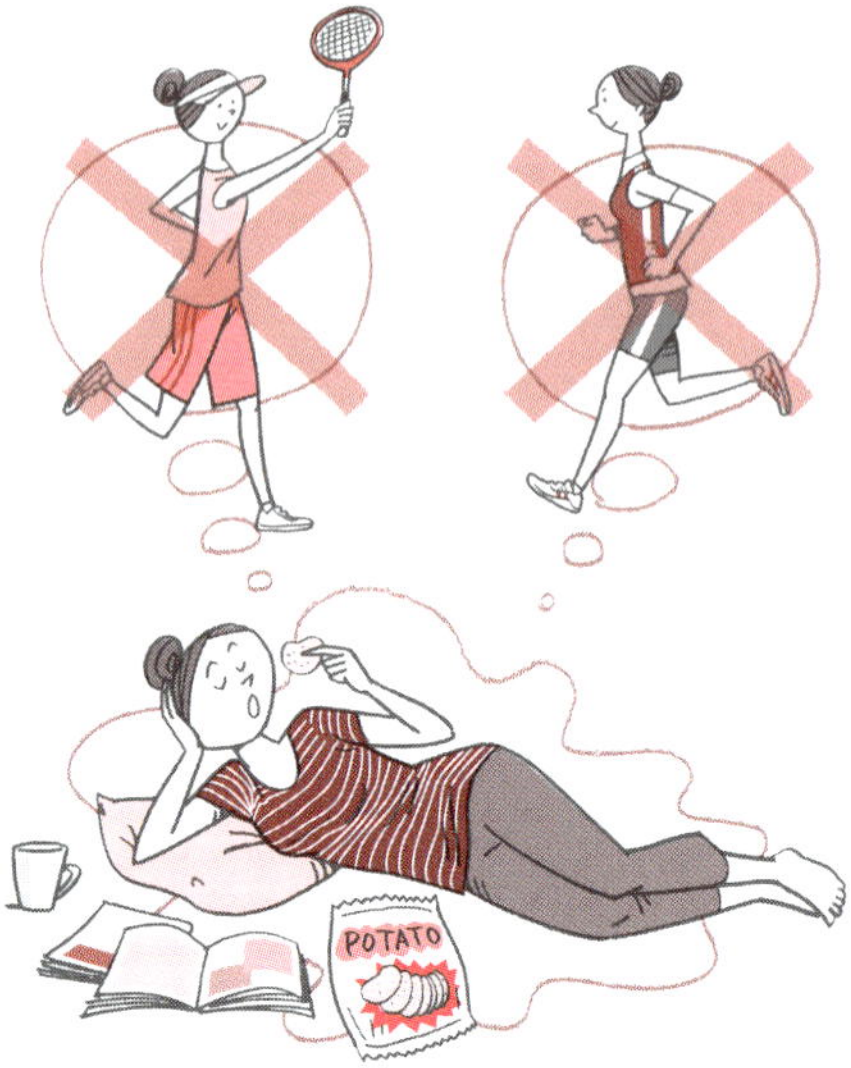

便は腸というチューブの中を通って送られていきます。ボールをチューブの中に通す場面を想像していただきたいのですが、ボールがチューブのねじれや曲がりに引っかかったとき、ゆらしたり、トントンたたいたりすれば出てきやすくなるでしょう。

腸でも同じことです。**運動で常にゆらされていれば腸のねじれや折れ曲がりが緩和され、便が引っかかりにくくなる**ようなのです。

運動不足になれば、ねじれや折れ曲がりで便が引っかかって便秘になりやすくなります。運動不足での便秘、それはねじれ腸が強く疑われるのです。

近年増えている60代前後で便秘になる男性も、運動不足がおもな原因のようです。ねじれ腸ではあったものの、働いているうちはそれなりに体を動かしますから便秘にはなりません。それが退職後に極端に運動量が少なくなることで、便秘になるようなのです。

5 運動をしても便秘が改善しない

落下腸の場合、腸が骨盤内部にまで入

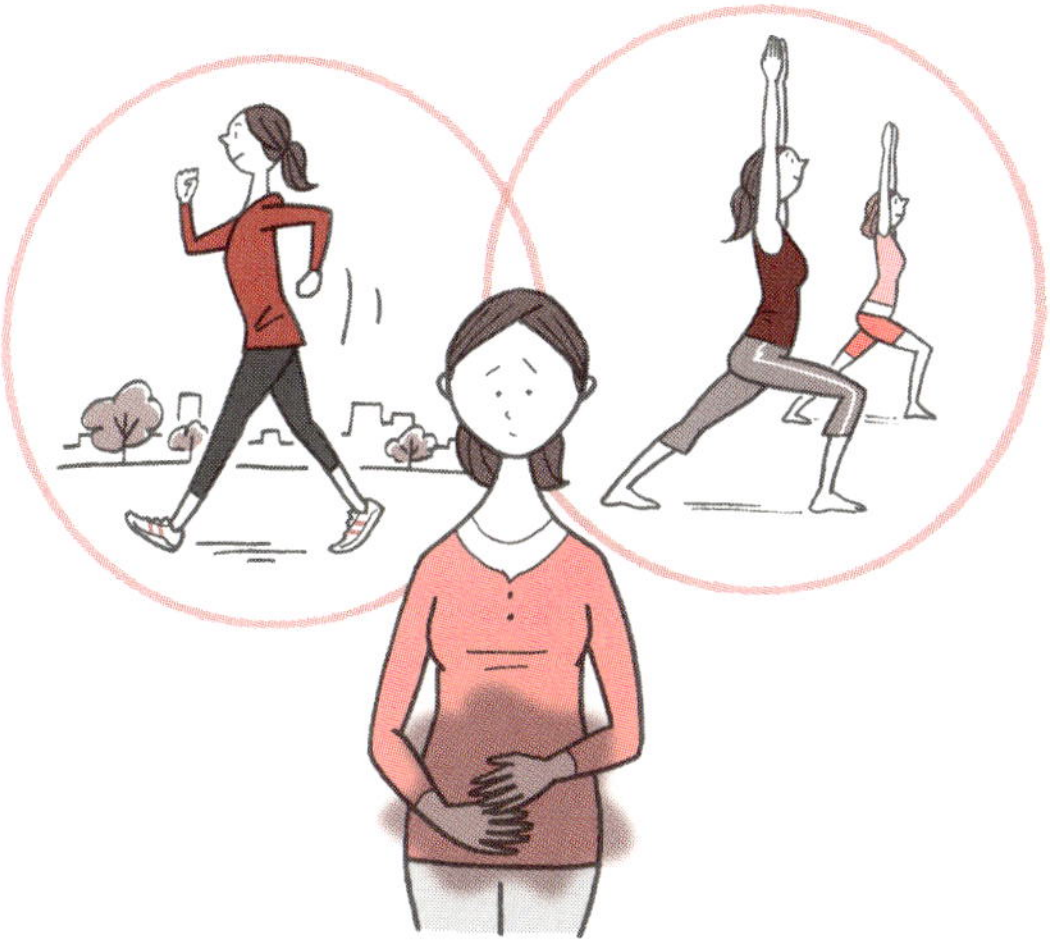

り込んでいるので多少の運動では便秘改善につながりません。よく運動しているのに便秘が改善されないなら、**落下腸の可能性**を疑ってみましょう。

❻ あおむけ時と比べ、立ち上がると下腹がぽっこり出る

立ち上がったときだけおへそ下の下腹部が出っ張るのは、重力で腸が落ちてしまう落下腸ならではの特徴です。

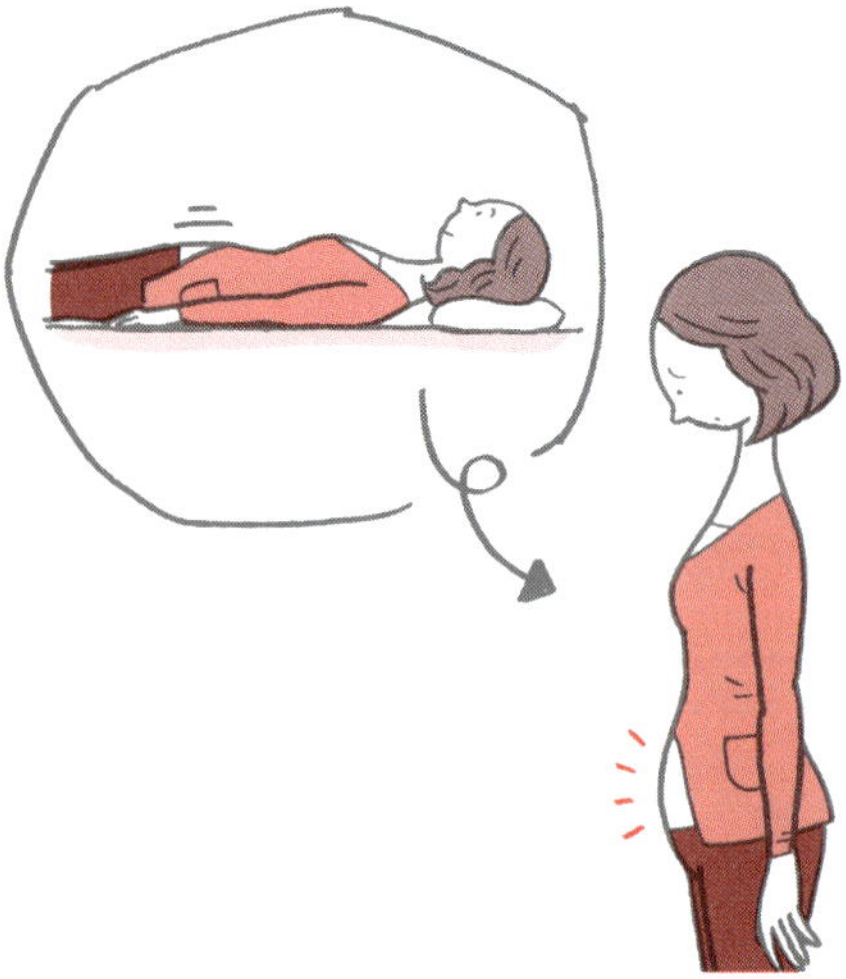

「腸ゆらしマッサージ」の手順

では実際にマッサージを始めてみましょう。まずは、腸ゆらしマッサージのやり方です。基本的な手順は次の3つです。さらに落下腸の疑いがある人は、手順4をプラスして行いましょう。

大腸のほかの部分もねじれている可能性はありますが、3つの手順で3か所だけ行うのには理由があります。先にお伝えしたように**小腸に近い位置（上行結腸から横行結腸中央まで）のねじれは便がまだ固くなっていないので、便秘の原因にはなりません。**ですから、刺激するのは主に下行結腸（手順①）、S状結腸（手順②）、横行結腸から下行結腸の曲がり角（手順③）の3か所だけで大丈夫なのです。ちなみに、食物は胃や小腸で消化されて液状になります。小腸は大腸以上に折れ曲がりねじれていますが、問題にならないのは中身が液状だからです。

マッサージのやり方

手順① 下行結腸をゆらす→左腹部トントンマッサージ

手順② S状結腸をゆらす→下腹部トントンマッサージ

手順③ 横行結腸から下行結腸の曲がり角をゆらす→上体ひねりマッサージ

＋

落下腸の人はさらに

手順④ 落ちた腸全体を持ち上げる→腸持ち上げマッサージ

それぞれ次のようなポイントがあります。

手順① 下行結腸をゆらす→左腹部トントンマッサージ

下行結腸は本来、背中にまっすぐ固定されているため問題にならないはずの場所なのですが、日本人の多くはここが背中に固定されないために曲がったりねじれたりしています。下行結腸の曲がりやねじれに便が引っかかることで便秘になりやすくなります。

手順2 S状結腸をゆらす→下腹部トントンマッサージ

S状結腸はもっとも便が固くなっているという点で、問題になりやすいところです。日本人ではS状結腸の形が原因の「S状結腸軸捻転症」という腸捻転がしばしば見られます。「S状結腸軸捻転症」は西洋人ではほとんど見られません。

かつてお腹の上から「のの字」にマッサージすることで、詰まった便を流す「のの字マッサージ」という改善法がありました。ですが、そもそも腸は「のの字」の形をしていませんし、曲がったチューブを無理やりしごいても中身が出ないように、「のの字」にしごいても全く意味がありません。ゆらして便の引っかかりをなくして腸の力を補助してあげるのがポイントです。

手順3 横行結腸から下行結腸の曲がり角をゆらす→上体ひねりマッサージ

横行結腸と下行結腸のつなぎ目は肋骨で覆われているので、指だと直接押すことができません。押してゆらす代わりに、体をひねることで肋骨の内側にある腸にゆさぶりをかけるのがこのマッサージです。体をゆらすことで、曲がり角をゆるめることができます。

手順4 落ちた腸全体を持ち上げる→腸持ち上げマッサージ

落下した腸全体を、位置を戻すイメージで手で持ち上げます。逆立ちをしてレントゲン検査をしたところ、落っこちた腸が上がってきたと先にお伝えしましたが、腸は普段重力で落ちていても、ちょっとしたことで動かして、便を引っかかりにくくすることができます。マッサージを継続することで、多くの落下腸の患者さんの便秘が解消されています。

お腹を軽くたたくなどして腸をゆらすだけで、本当にねじれがゆるむのかと疑問に思われる方もいることでしょう。ですが、下のマッサージ前・後の写真を見れば、ねじれが解消されていることがおわかりいただけるはずです。

ゆらすと腸のねじれがゆるんでいく

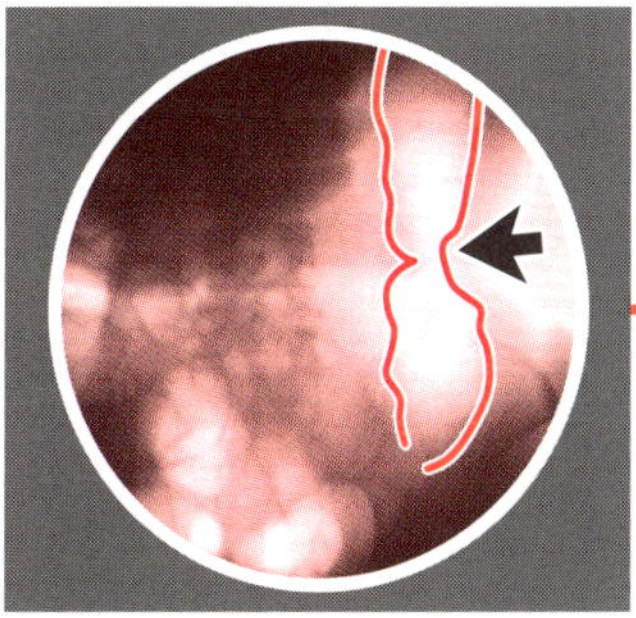

マッサージ前

レントゲンで見た大腸の様子。矢印の箇所が、ねじれている部分。細くなっているため、腸が途切れているように見える。

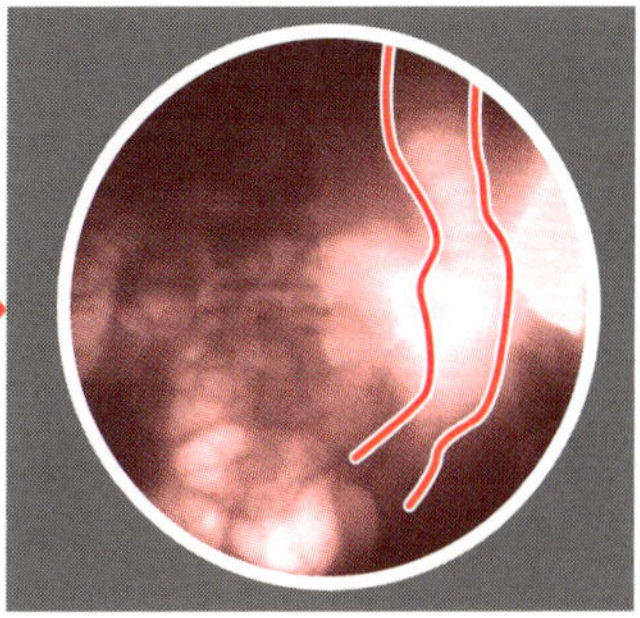

マッサージ後

マッサージでねじれ部分をゆらすことによって、細くなっていた箇所が太くなった。ねじれ腸は外部からの刺激で簡単にゆるむことがわかる。

手順❶

下行結腸の詰まりを解消する
左腹部トントンマッサージ

ココに効く！

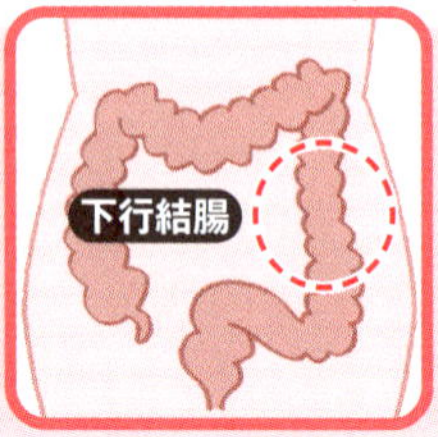

基本姿勢 あおむけになり、ひざを立てる

Point
脚は肩幅に開く

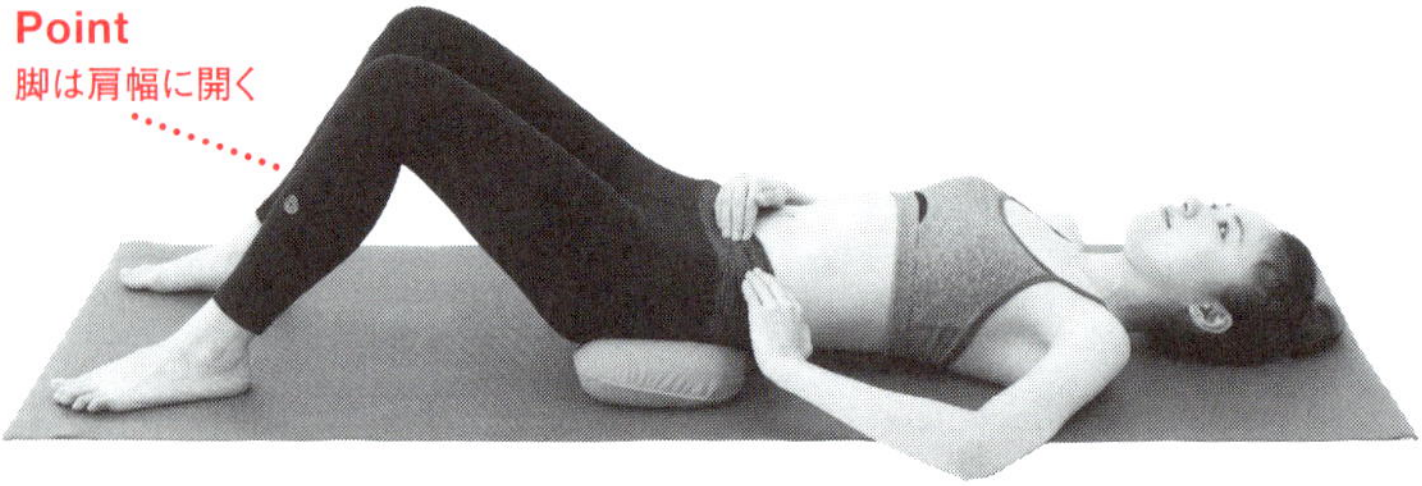

お腹に力が入ると腸がゆれにくくなるので、リラックスできる姿勢で行う。お尻の下にクッションなどを敷くと腰痛予防になるとともに、マッサージの効果がさらに上がる。

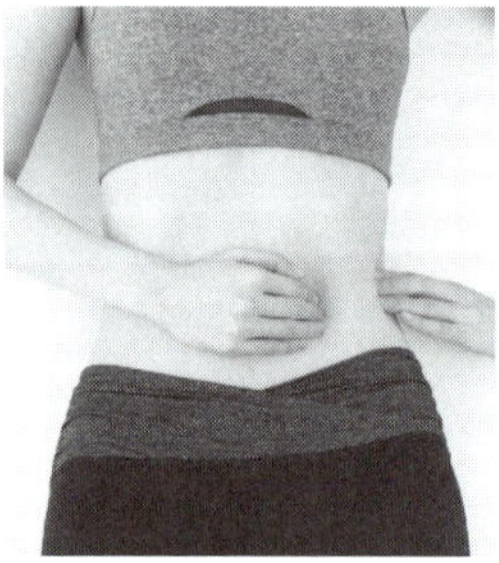

手の置き方

左腹部（おへそ左下付近とわき腹）に両手を当てる

親指以外の４本の指を左腹部（おへその左下付近とわき腹あたり）に置く。指はしっかり伸ばすこと。

お腹の中で拍動しているのは動脈なのでマッサージしないでください。力加減は指先がお腹に少し沈む程度

やり方 右手、左手と交互にトントンと押す

両手の親指以外の４本の指を使い、右手、左手と小刻みに交互に押して、左わき腹を上下に通っている下行結腸をゆらす。

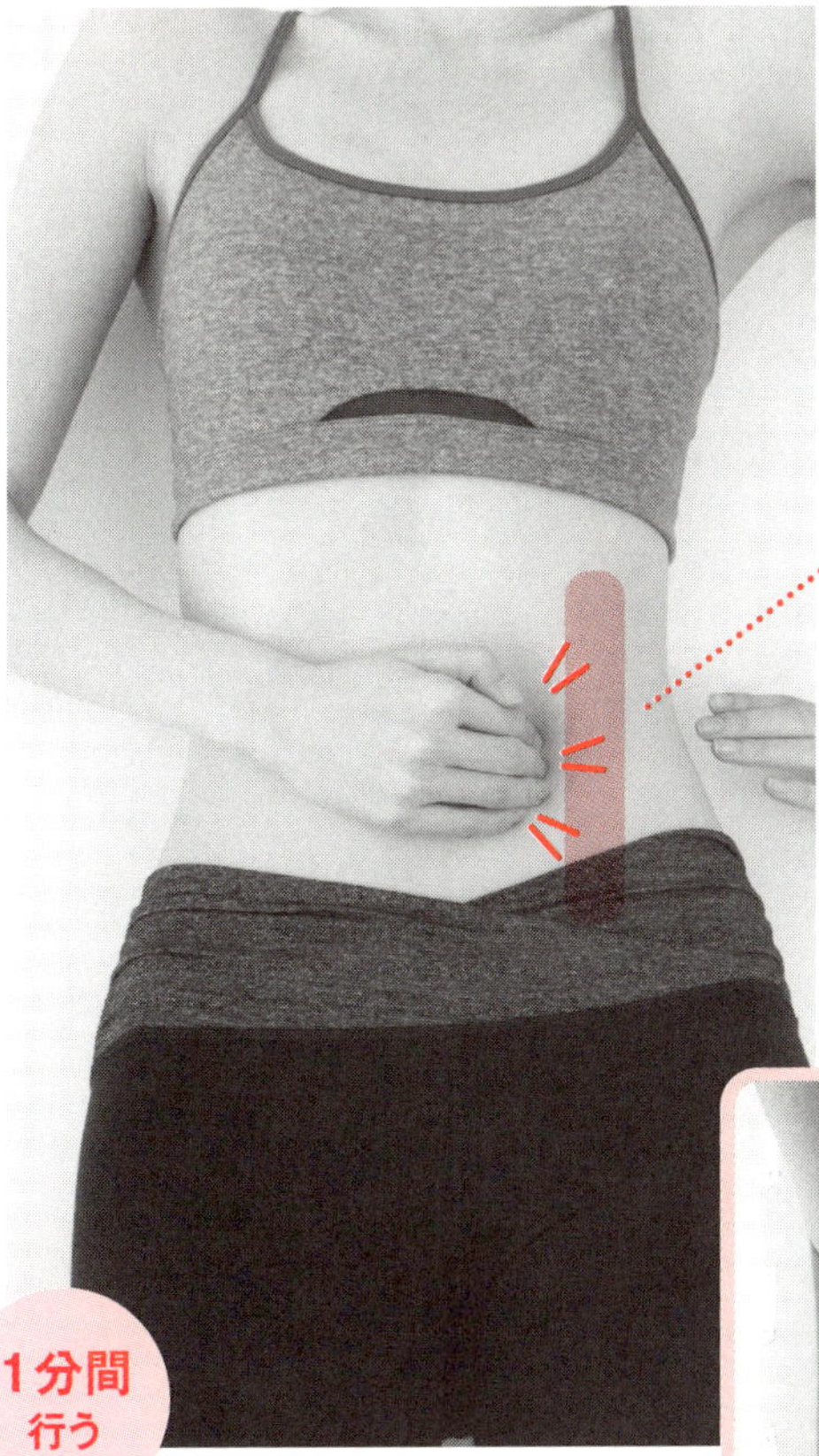

Point
手の位置を少しずつずらしながら、肋骨の下から骨盤までの範囲をゆらす

1分間行う

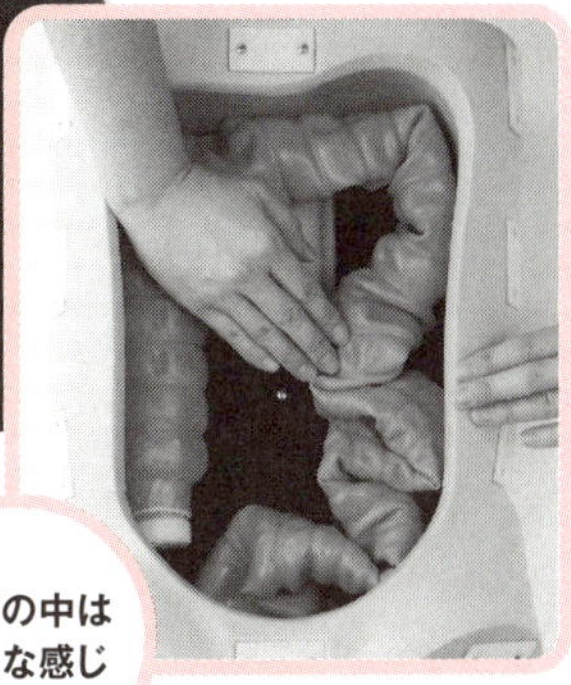

お腹の中はこんな感じ

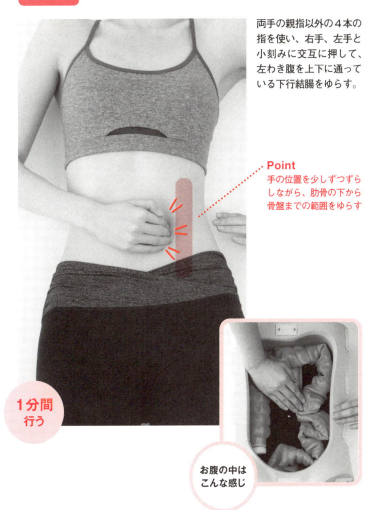

手順❷

S状結腸の流れをよくする
下腹部トントンマッサージ

＼ココに効く！／

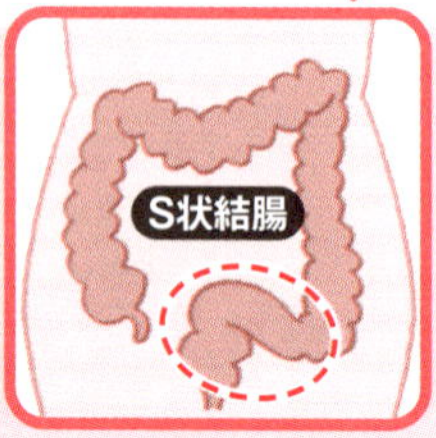

基本姿勢 あおむけになり、ひざを立てる

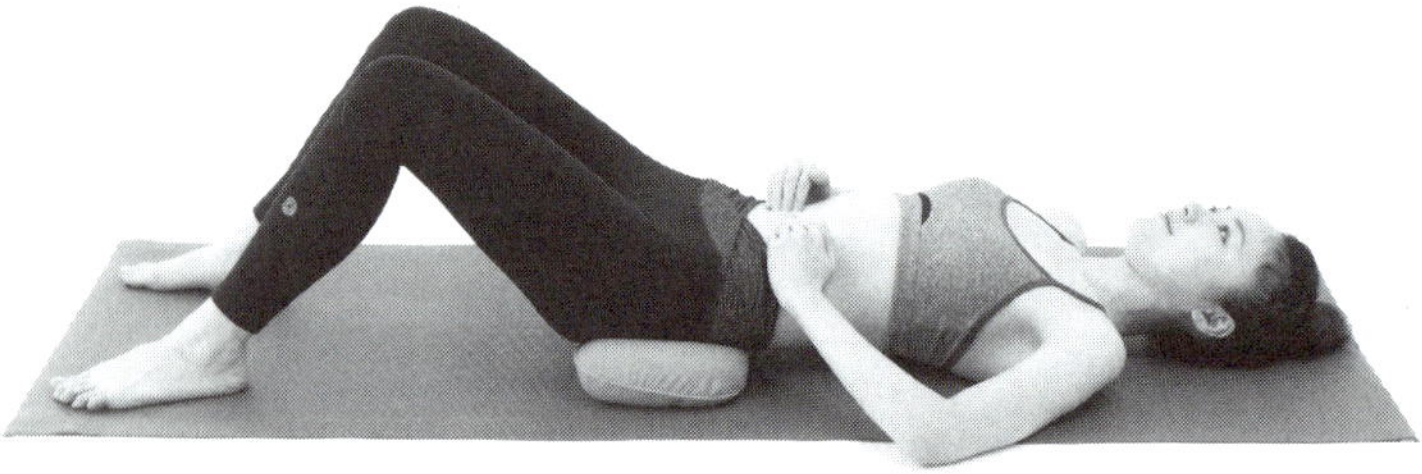

左腹部トントンマッサージ（P102）と同じ姿勢をとる。

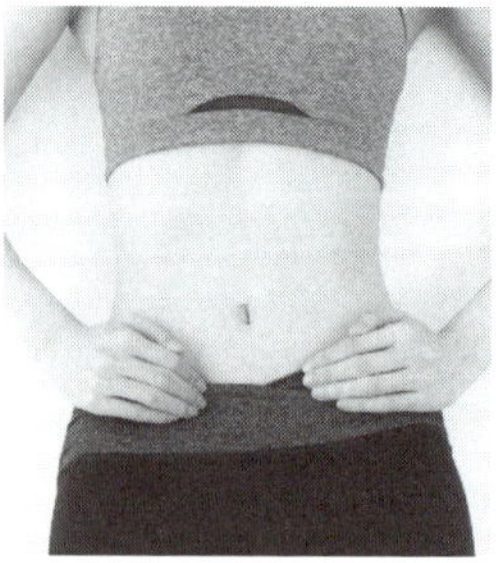

手の置き方

おへそのやや下をはさむ位置に両手を当てる

親指を除く４本の指を伸ばしたまま、Ｓ状結腸をはさむように。左右の手の間は10cmほど空けておく。

お腹の中で拍動しているのは動脈なのでマッサージしないでください。力加減は指先がお腹に少し沈む程度

やり方 ## 右手、左手と交互にトントンと押す

恥骨の上からおへそのあたりまでの範囲を手を上下に移動させながら押す。腸をゆらすようなイメージで。

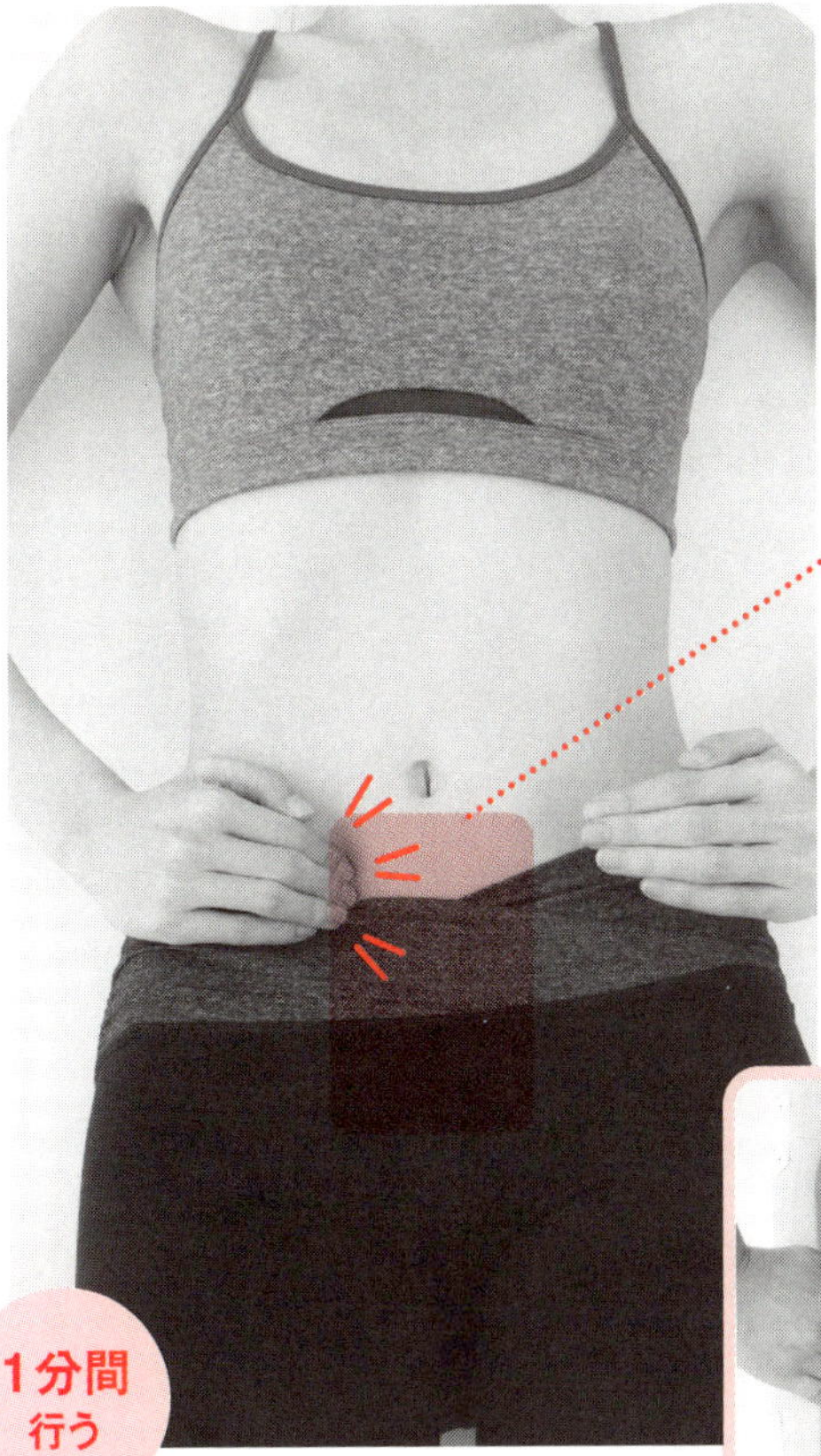
Point
左右交互に
リズミカルに

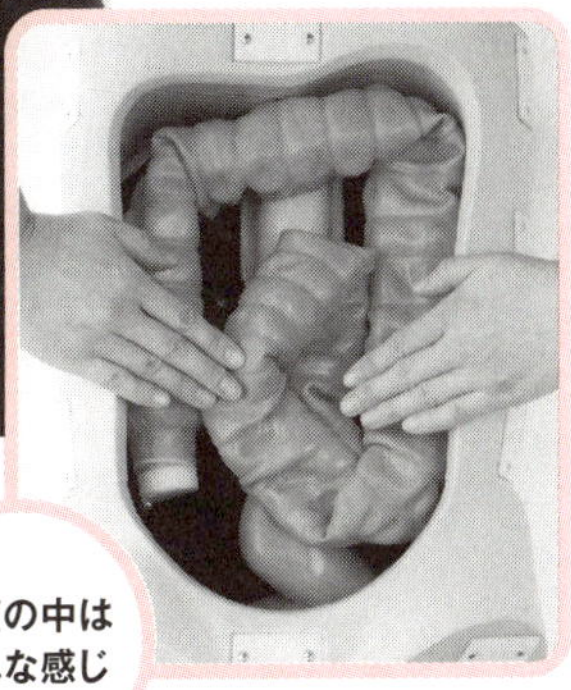
お腹の中は
こんな感じ

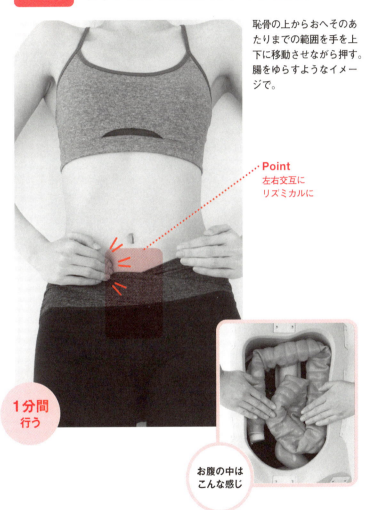

手順③

横行結腸から下行結腸の曲がり角をゆらす

上体ひねりマッサージ

ココに効く！

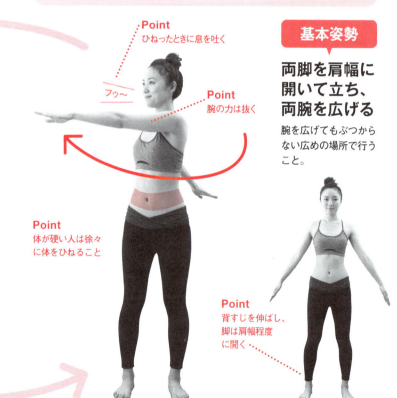

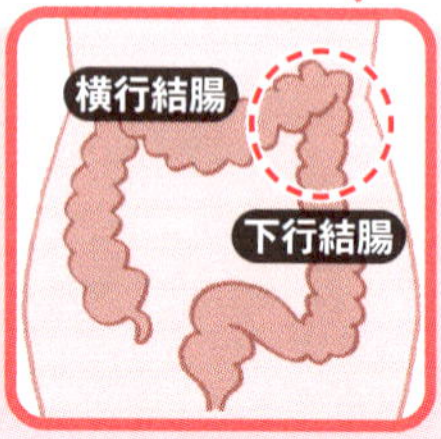

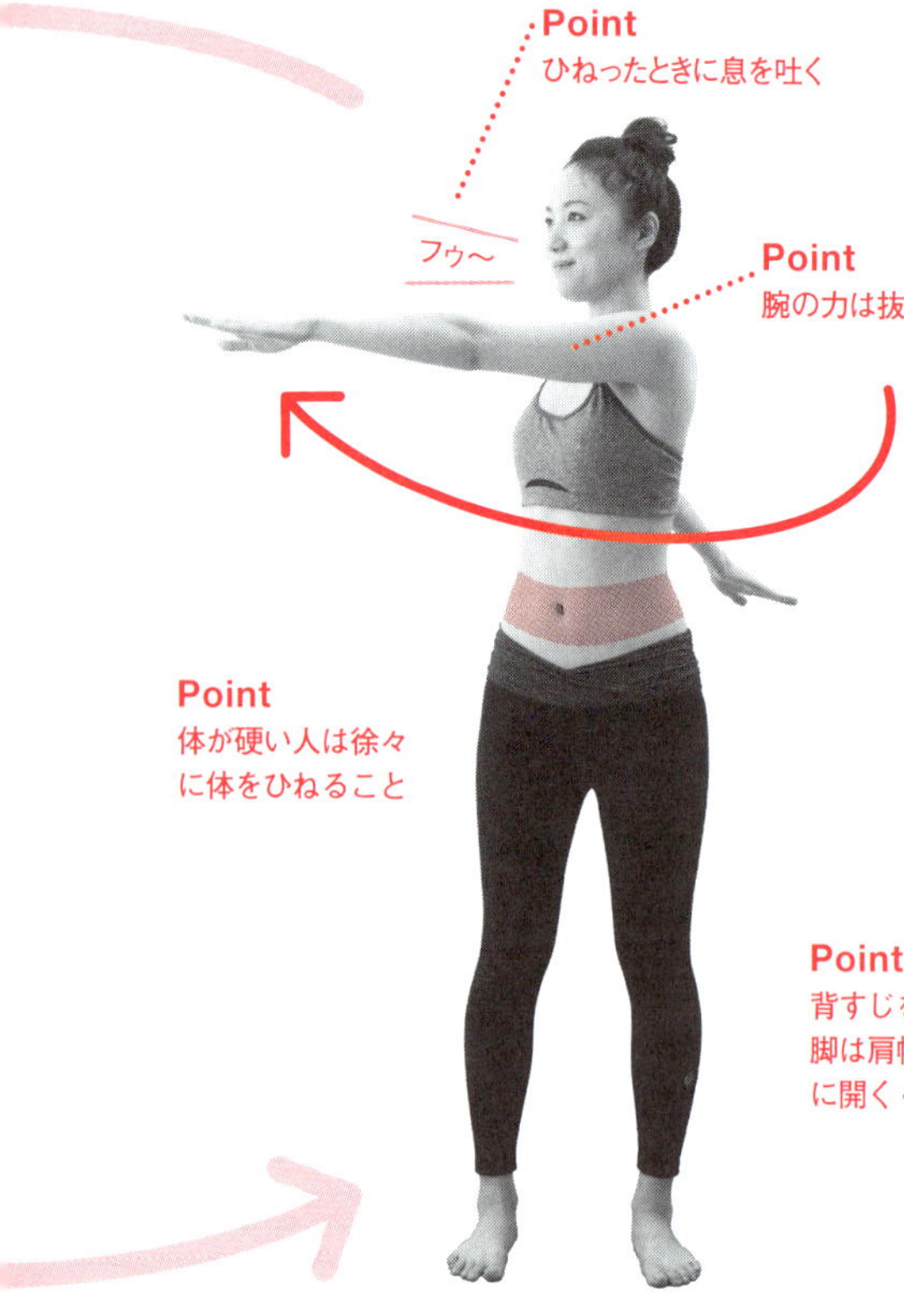

Point
ひねったときに息を吐く

Point
腕の力は抜く

Point
体が硬い人は徐々に体をひねること

基本姿勢

両脚を肩幅に開いて立ち、両腕を広げる

腕を広げてもぶつからない広めの場所で行うこと。

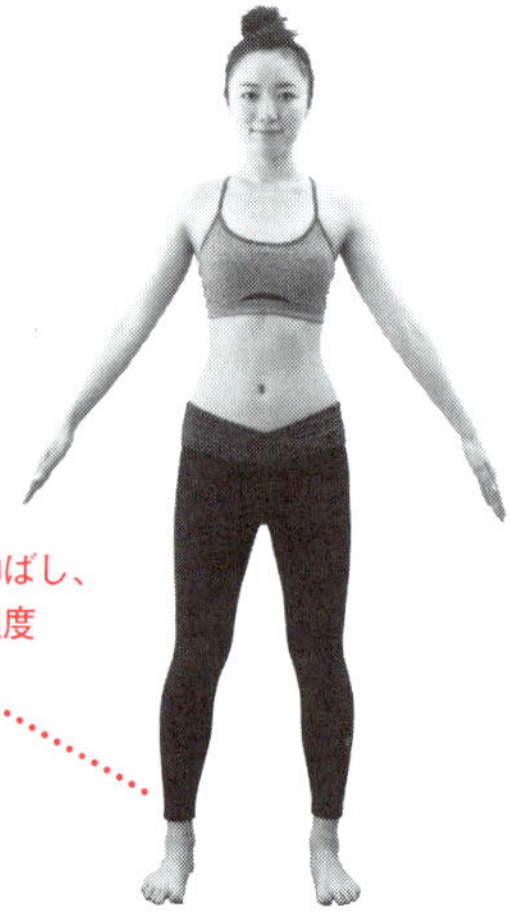

Point
背すじを伸ばし、脚は肩幅程度に開く

お腹の中は
こんな感じ

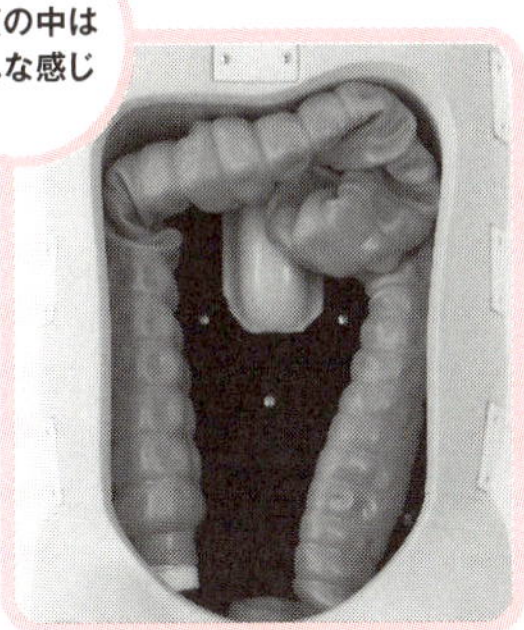

肋骨の内側にあってゆらせない部分も上体をひねることで、ゆらすことができる。

上半身を
左右にひねる動作を
1セットとして
20回程度
（約1分間）
繰り返す

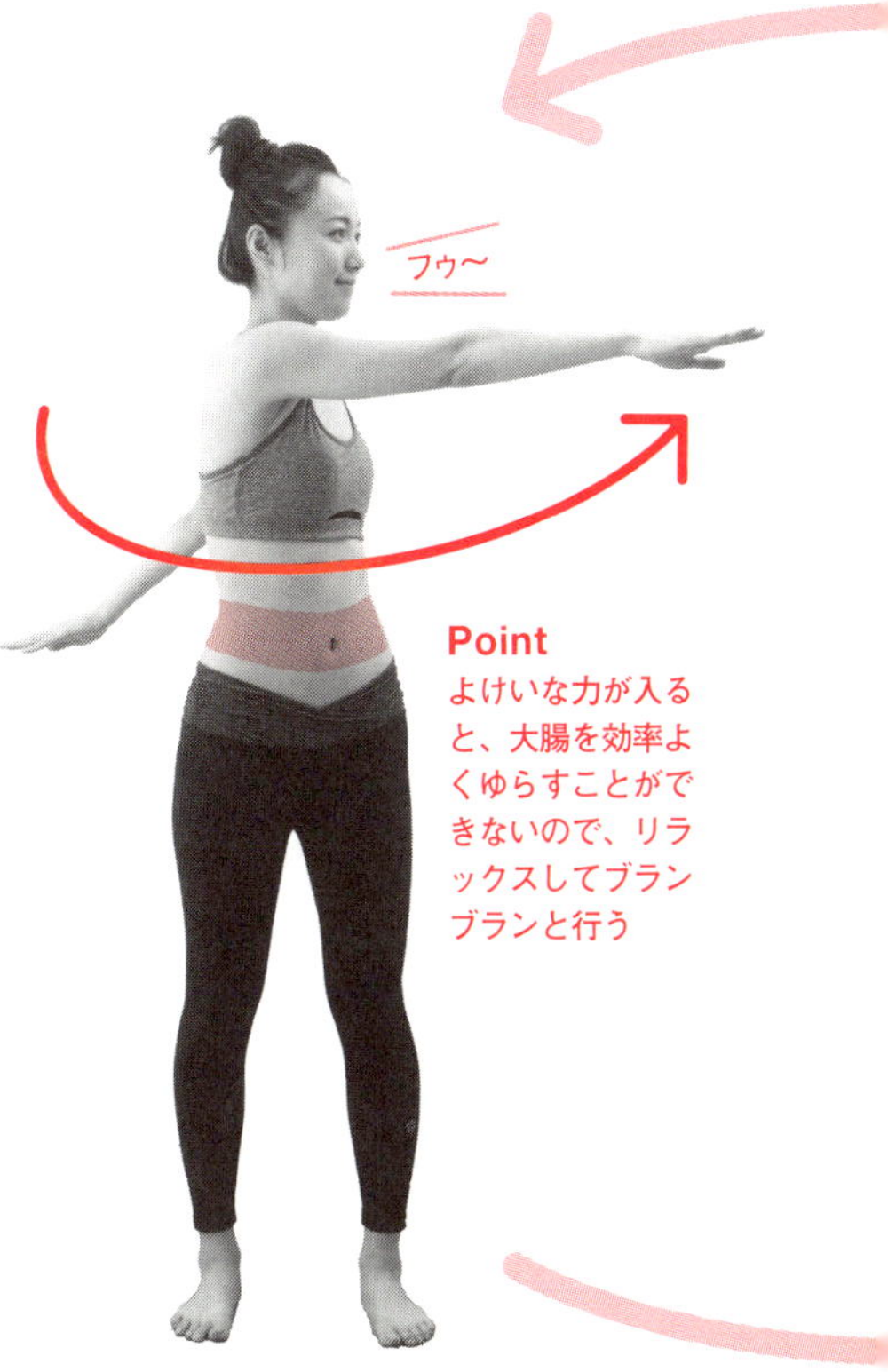

Point
よけいな力が入ると、大腸を効率よくゆらすことができないので、リラックスしてブランブランと行う

やり方

上体を左右へ大きくひねる

背すじを伸ばして両腕を広げたまま、上半身を左右に大きくひねる。振り幅はできる範囲にとどめ無理をしないこと。正面から体をひねるタイミングで息を吐く。

手順④

落ちた腸全体を持ち上げる

腸持ち上げマッサージ

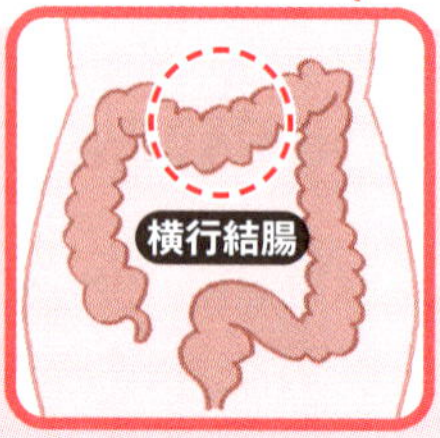

基本姿勢 あおむけになり、ひざを立てる

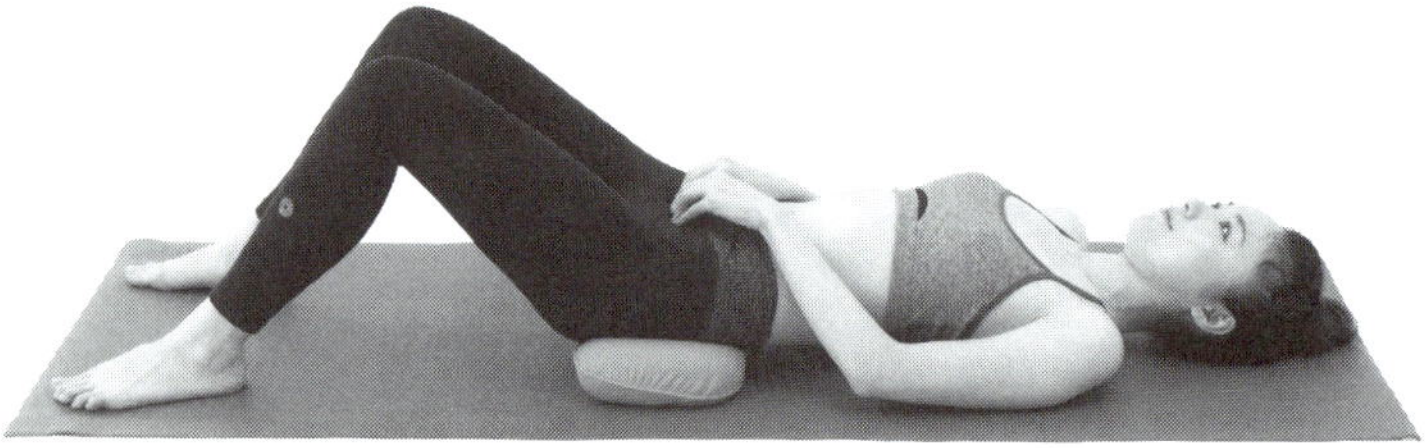

左腹部トントンマッサージ（P102）と同じ姿勢をとる。クッションをお尻の下に敷いてお尻を持ち上げることで下がっていた腸が上がり、マッサージの効果がアップする。

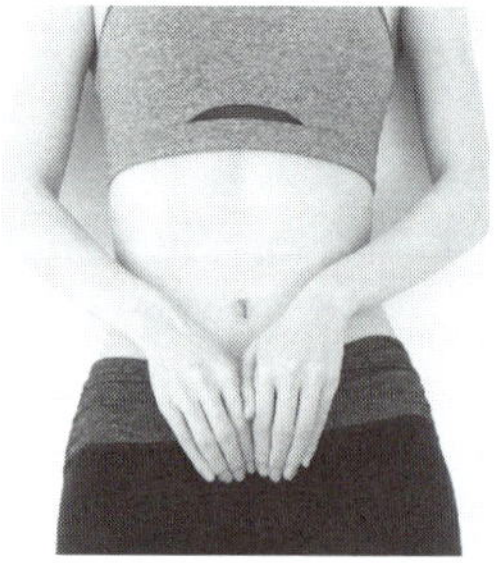

手の置き方

恥骨の少し上に両手を当てる

4本の指はそろえて、指先だけを置くようにする。

お腹の中で拍動しているのは動脈なのでマッサージしないでください。力加減は指先がお腹に少し沈む程度

やり方 おへその付近まで押し上げる

落ちている横行結腸をゆさゆさ押し上げるイメージで、おへそ付近までリズミカルにゆらす。

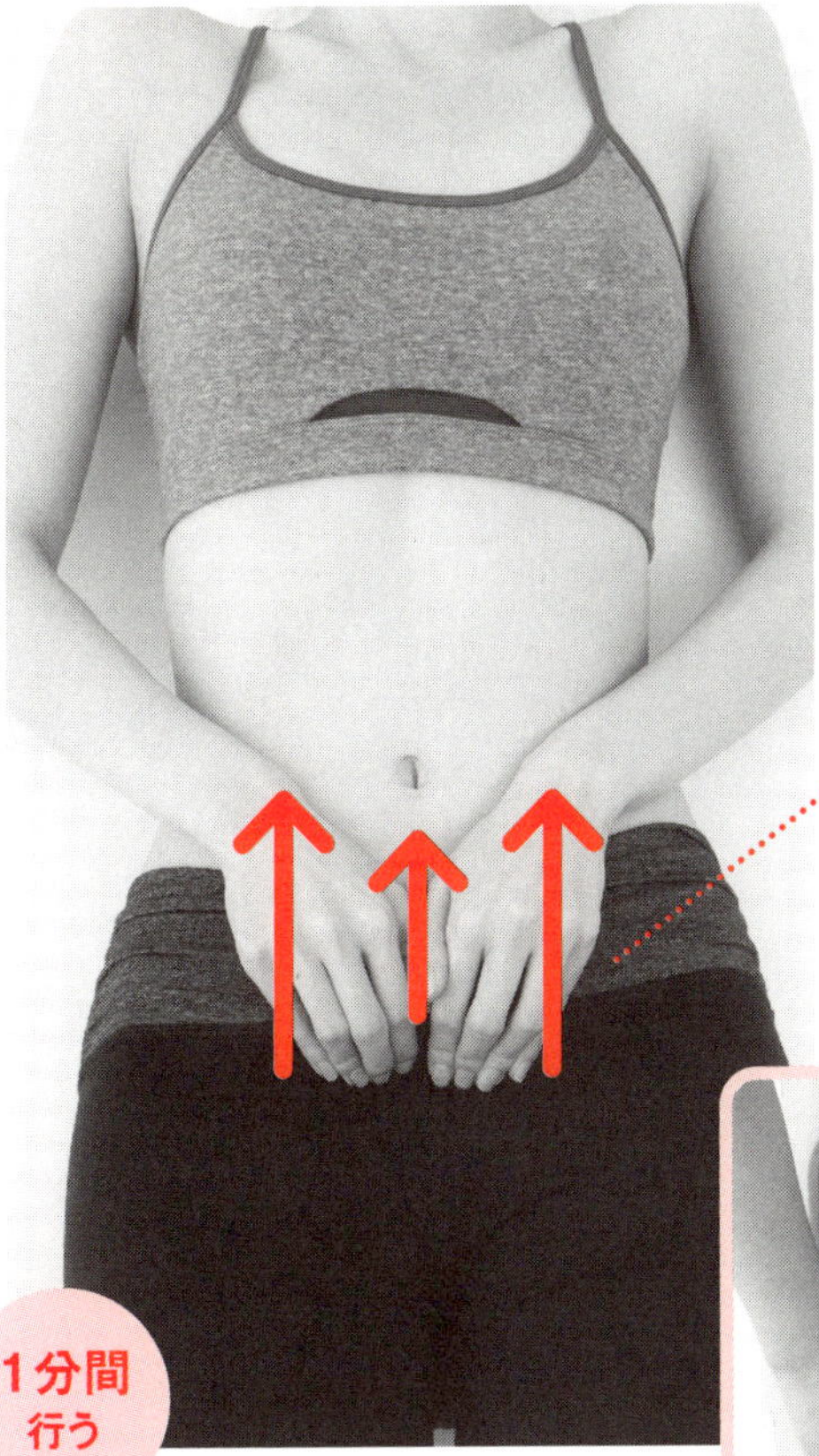

Point
お腹が少しへこむぐらいの強さで行う

1分間
行う

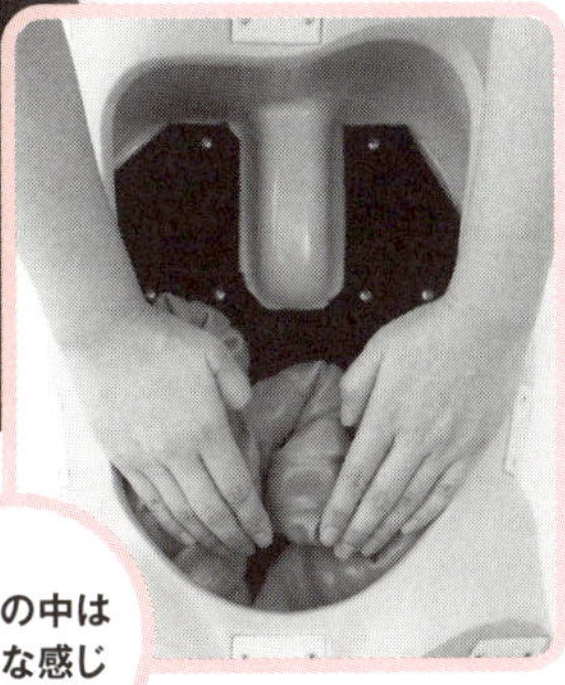

お腹の中は
こんな感じ

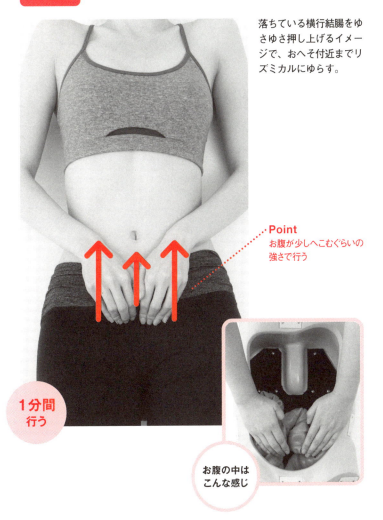

マッサージを行うときの4つの注意点

マッサージを行うのにおすすめの時間は、**起床後と就寝前**です。

大腸というものは寝ている間は安眠できるように動きません。起床後に腸が動きはじめ、朝食を食べるとさらに動いて便を出す準備が整います。この朝食後に腸に便が引っかからないようにセッティングするため、就寝前や朝食前のタイミングでマッサージを行うのがよいのです。

3つの腸ゆらしマッサージのうち2つは寝たまま行うので、ベッドの中にいるときに習慣づけると無理なく継続して行いやすいという側面もあります。

入浴時間が長い人は入浴時に湯船で行うとよいでしょう。お風呂の中では重力が働かないので、腹筋の力が抜け、リラックスした状態で腸をゆらしやすくなりマッサージの力が効率よく伝わります。マッサージしやすいようになるべく寝そべるような姿勢で行うとよいでしょう。

そして3つ目の手順である上体ひねりマッサージは、入浴後に行えばOKです。

なお、腸ゆらしマッサージ、落下腸マッサージを行う際には、次のような4つのポイントに気をつけてください。

1 発熱や腹痛、血便などがある人は医療機関を受診してから

発熱や急な腹痛がある、血便が出る、体重が減ったという方は、マッサージを行う前に医療機関へ。腸の炎症やがんなどの病気が隠れている可能性があるので、早めに受診してください。

大動脈瘤や腹部腫瘤など腹部に疾患のある人も、マッサージの刺激が悪影響となる場合があります。また、40歳以上で便秘の方もがんが隠れていることがあるので、念のため医療機関を受診してください。

2 お腹や腰の病気の治療中、妊娠中の人は必ず主治医に相談する

妊娠中の方は子宮への影響があるためおすすめできません。必ず医師に相談しましょう。また大動脈瘤や腹部に病気がある方、腰の病気がある方はマッサージをしないでください。

3 食後や飲酒後は避ける

内臓が活発に動いているときにマッサージで刺激すると、気分が悪くなることがあります。食後すぐや飲酒をした日は避けましょう。

4 指使いはやさしく

腸ゆらしマッサージはお腹の中の腸をゆらすことで、腸のねじれや曲がりに便を引っかけないようにするのが目的です。

お腹の表面から腸までは皮膚・皮下脂肪・腹筋・内臓脂肪があるので、もちろん腸をダイレクトに触ることはできません。また、腸の形がねじれて定位置にない日本人の場合、腸の正確な位置はわかりませんが、腸がどの位置にあっても効果が得

られるよう考案しました。

マッサージは強い力でぐりぐりやる必要はありません。指先がお腹に少し食い込む程度で十分お腹の中の腸はゆらすことができます。お腹全体をゆさゆさゆらすイメージで行ってください。なお、改めてお伝えしますが、**お腹の中でドキドキ拍動しているのは動脈です。動脈には触らないようにしましょう。**

力加減の目安

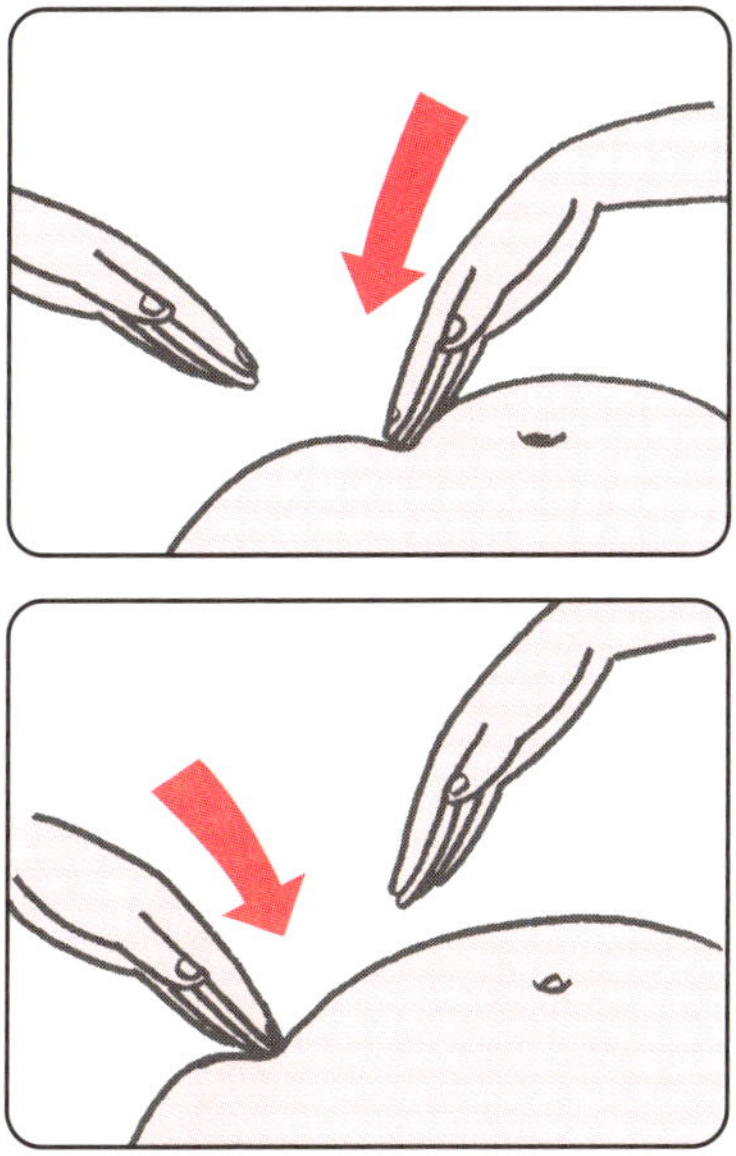

指先がお腹に少し沈む程度の力加減で行う。腸をゆらすだけでいいのでそんなに強い力は必要ない。

便秘が解消してもすぐにやめないこと

排便のペースは人それぞれです。**以前と比べてスッキリ排便できるようになったら**、マッサージの効果があったと考えてもよいでしょう。

マッサージで**便秘が解消されても、すぐにマッサージをやめないでください。**というのもねじれ腸は生まれつきの体質なので、排便できたからといってマッサージをやめてしまうと、また便秘に逆戻りということも多いからです。

ただ、定期的に排便できるようになると、便が詰まって伸びきった腸も次第に短くなっていき、腸もねじれにくくなって、便秘になりにくくなる傾向にあるようです。

以前よりも便秘が解消されてきたと感じるようなら、たとえば、朝と寝る前に1日2回行っていたマッサージを1日1回にするなど、頻度を減らしてみてもよいでしょう。また便の出が悪くなったら回数を戻せばまた出るようになります。

「マッサージが効かない」とあわてる前に

マッサージを行っても改善しない場合は、**便秘の原因がねじれ腸のほかにもある**と考えられます。

直腸の反応が鈍くなって腸が動かない「直腸性便秘」にはマッサージでは効果が期待できません。また、ストレスが原因の「けいれん性便秘」はストレスへの対処が根本的治療になるので、同じくマッサージの効果はあまり期待できないでしょう。下剤の副作用で腸が動かなくなっている「弛緩性便秘」もマッサージだけではどうにもならず、下剤の内服間隔を空けて腸の回復を数か月から1年程度待つ必要があります。

ほかにも、たとえば腸の炎症やがんが原因の場合もあります。**血便・体重減少のある方、40歳以上の方は、一度医療機関を受診してください。**

第4章

そうだったのか！
腸と便秘の新常識

便秘の常識は間違いだらけ

私のところにいらっしゃる患者さんの多くは、少しでも便秘を改善するために大変な努力をされています。ですが、その努力は本当に効果があるのでしょうか？

巷に情報があふれる昨今、間違った努力をしているのだとしたら……。

「食物繊維をとれば便秘は治る」「毎日便が出ないので、毎日下剤を服用する」。本章では、ねじれ腸や落下腸に由来する便秘のほか、直腸性便秘やストレスが原因のけいれん性便秘など、さまざまな便秘タイプについてこれまで推奨されてきた便秘の改善法を一つひとつ検証していきます。

長年信じられてきた常識やよしとされてきた改善法の中には、便秘のタイプによっては全く効果がないどころか、逆効果なこともあります。その原因を理解していただくことは、便秘解消への早道になるはずです。

「毎日出なければ便秘」は誤解！

そもそも便秘とはどのくらいの期間排便がないことを指すのでしょうか？

医学的には**週に3回の排便があれば正常な排便頻度**だとされています。1日1回出なくても心配ご無用。じつは**毎日便が出なくても、便秘とは限らない**のです。

たとえば毎日たっぷり出る人もいれば、3日に1回の人もいます。そして3日に1回の人は、毎日1回出る人の3倍の量の便が出るというわけではありません。むしろ毎日出る人の1日分より少ないこともあります。

またストレスが原因であるけいれん性便秘になると、著しく便が圧縮され、少なくなります。実際にそれまで毎日出ていた人が急なストレスが加わり2か月間出ていないが、お腹の中にあまり便がなかったという患者さんがいました。
最近増えているのが、退職後の男性で「下剤を服用しても毎日便が出なくなった」というケースです。そういった方のお腹をレントゲン検査してみると、ほとんど便がないということがあります。さすがに便がなければ毎日出すことはできませんよね。これが今いちばん問題になっている**「幻の便秘」**です。

そもそも、なぜこんな問題が生まれるのでしょうか？　まず一つに**普段の食事の量と質によって、人それぞれ1日の便の量が異なる**からです。食事の量が少なければ便の量が少ないのは当然ですし、食物繊維などが不足すれば便の量がさらに減ります。高齢の方では若いときより食事量が減るのが普通ですし、便のもととなる食物繊維の摂取量も減っていることが栄養学の面から報告されています。

さらに、消化吸収の能力にも著しい差があります。
大腸の機能は食物を消化・吸収し、適切な水分を残し、睡眠や生活活動に支障を与えない形で便を一時貯留して、適切な時期に排泄することです。大腸の前半部分

（上行結腸から横行結腸）には小腸と同じ機能があり、栄養の一部と水分の吸収を行います。そこで**長時間にわたり食物が留まれば、吸収される量が増えて便の量が減る**こともあるのです。

毎日たっぷり出る人がいる一方で、2週間に1回少ししか出ないけれどもなんの症状もなく、お腹に便がたまっていない人もいます。いちばん出ない人では、6か月に1回しか出ていないけど、全く問題がないという人にお会いしたことがあります。

また、便秘が改善し便が出るようになると、最初はいっぱい出たけれどだんだん出る量が少なくなるということもあります。お腹にたまっていた便が出切ってしまうと、元々の便の量におさまり、出る量が少なくなってしまうのです。このように排便の頻度や量には個人差があるので、毎日出なくてもかまわないのです。

便通は他人と比較するわけにはいきません。どのような状態が正常なのかは、自分ではなかなか正しく判断できないものです。自分が今便秘かどうかは、次の3つの症状などから判断するとよいでしょう。

- **以前どのくらいの頻度で排便していたか**
- **それに比べて最近は排便の頻度や量が変化したか**
- **お腹の張りはどうか**

じつは、最近この「毎日出さなくてはいけない」という誤解によって、さらに便秘を悪化させているケースがとても多く見受けられます。必ず出さないといけないと思うと、それは強迫観念となり、ストレスになります。けいれん性便秘の人はそのストレスで便が減ることになります。

また毎日出すために下剤を毎日飲み続けると、腸の中に常に下剤が存在することで腸が刺激され、便がないのに便があるような違和感と必要もないのに腸が動かされる腹部不快感に悩まされるようになります。これこそが、下剤を原因に「幻の便秘」に苦しめられるケースです。

医学的にも毎日出さなくて問題ありませんので、まずはその思い込みを捨て去ることが非常に重要です。

重要なのは**「週3回排便があれば問題ない」**と再確認すること。週3回でよいのであれば、出ていないことを気にして下剤を毎日飲む必要はありません。仮にその「週3回」が出ないとしても、下剤を飲む回数を週1〜2回に減らせます。それであれば、週5〜6日は下剤の影響を受けずに、腸を休ませることができます。

おおもとの便秘になった原因を解決して疲れ切った腸を休ませてあげれば、下剤がなくても便が出るようになる。以前の便が出ていた頃に「時計の針を戻す」ことができるのです。

食物繊維のとりすぎは便秘に逆効果

「食物繊維をたくさんとっているのに、お腹が張るばかりでうまく出ないんです」
「三食、ご飯の代わりに玄米やブランを食べているのに、便が出なくてお腹が張る！」

診察をしていると、このようなことをおっしゃる方がいます。

じつはこれまで腸の健康や便秘改善には食物繊維がよいとされていましたが、近年、とりすぎは逆効果だということがわかってきました。つまり、**食物繊維をとればとるほど効果が出るわけではない**、といったほうが正しいのです。

食物繊維は腸内で消化されないため、便の固さを調整してカサを増すことで便を出しやすくする作用があります。食物繊維の摂取量が1日5g以下だと便秘になるリスクが2倍以上に上昇すると報告されており、1日摂取目標が男性21g以上、女性18g以上とされています。

確かに食事のバランスが乱れていて、食物繊維が少ない人には食物繊維は必要です。けれども直腸性便秘（排便をがまんしすぎて便意が鈍くなっているタイプ）やストレスが原因の便秘を解決する方法ではありません。適正量はとったほうがいいものの、一生懸命になりすぎる必要はないのです。

さらに、お腹が張って苦しいというような人には、むしろ逆効果になることさえあります。

先ほどお伝えしたように、食物繊維は便のカサを増しますので便の量が増えます。そうなるとねじれ腸や落下腸など、**便が出にくくてお腹が張って困っている人では症状が悪化**します。腸内細菌が食物繊維を分解してガスを発生することで、お腹の張りとともにガスで苦しむことも少なくありません。

食物繊維には大きく分けて、次の2タイプがあります。

- 水溶性食物繊維
- 不溶性食物繊維

水溶性食物繊維は水分を吸収するとゼリーのような状態、つまりゲル化する性質があり、便通をスムーズにするといわれています。

これに対して不溶性食物繊維は水分を吸収して膨らむ性質があるので、便の体積を増やすことができます。ただし、とりすぎると、大腸のねじれた部分に引っかかりやすくなることがあります。とりすぎて便の塊になって便秘や腸閉塞の症状を起こすこともあるのです。

実際に野球のボールぐらいの大きさの食物繊維の塊が直腸に引っかかって、出なくなっていた患者さんがいらっしゃいました。

食物繊維の効用としては、

便のカサを増し、便性状を整え出しやすくしてくれること

便が固くて出にくい、便が少なくて出しにくい、ということ以外の便秘の原因を解消するわけではありません。

カップラーメンやハンバーガーといったジャンクフードばかりを食べるような、食事に偏りがある人は、食物繊維の摂取を心がける必要がありますが、偏りのない、特に日本食中心の人はあえて気にする必要はないでしょう。

食物繊維を適正量とっても改善しない便秘は、食物繊維不足が便秘の原因ではないのです。

洋式トイレには「足台」を置く

現在、日本のトイレのほとんどは洋式で、公衆トイレなどでも和式トイレの数は少なくなっているようです。

じつは**日本のトイレが洋式に替わってから、日本人の痔や便秘患者が増えてきた**のではないか？　と個人的に考えています。それは、これまで何度かお伝えしたように欧米人と日本人の腸の形、肛門の位置や構造が違っているからです。

欧米人が洋式トイレに座ると直腸と肛門の角度がゆるみ、便がスムーズに出てきます。

ところが多くの日本人の直腸と肛門の角度は欧米人より鋭角なので、洋式トイレの姿勢では直腸と肛門の角度はまだ折れ曲がったままです。そのため便が引っかかって出にくくなっていきむ必要があるわけです。

折れ曲がったところを便を無理やり通すためにいきむと肛門が切れたり、いきむことによって痔になりやすくなります。特に痔の人のほとんどは**洋式トイレにお尻の構造が合っていない**のです。


ドイツで100人の大腸内視鏡をしてわかったのですが、腸と同様に日本人のお尻と欧米人のお尻は全く違います。欧米人のお尻の形はキュッとしているなどとよくいわれますが、じつはお尻や肛門に関しても全く違うのです。

簡単にいうと欧米人の肛門はお尻のほっぺの表面に出ていますが、日本人の肛門はお尻の奥に隠れています。

立っているときに便が漏れないのは、直腸と肛門に角度がついて折れ曲がりロックされているからです。欧米人は日本人に比べてその角度がゆるいため、洋式トイレに座るだけでロックが解除されて抵抗なくスッと便が出ていきます。

ところが**日本人は直腸と肛門の角度がきつい**ため、洋式トイレで座るだけではロックが解除しません。そこでいきむことが必要になるわけですが、曲がった管を通して無理やり出せば便も細くなります。

直腸と肛門の角度については非常にわかりやすい例があります。

大腸内視鏡を行う場合、内視鏡を肛門から直腸に入れる必要があります。**肛門から直腸までの距離はたった1㎝弱**と短いものです。みなさんはきっと簡単だろうと思っているでしょう。

それは欧米人では当たっています。けれど、日本人では内視鏡を肛門に通して直腸に入れるのは大変なことも多いのです。

経験した方はご存じかもしれませんが、大腸内視鏡を始めるときにスタッフから「ひざを深く抱え込んでください」といわれたかと思います。これはひざを深く抱え込まないと内視鏡を肛門から直腸に入れられないからなのです。

ちなみに欧米人では座った状態ぐらいの角度で簡単にスルッと内視鏡が入っていきます。つまり、洋式便所は彼らのお尻に最適化されているのです。

逆にいうと、ひざを深く抱え込まないと内視鏡でさえも肛門から直腸に入らない状態にもかかわらず洋式便所で排便することは、**折れ曲がって通りにくいところからいきんで無理やり排便する必要がある**ということです。いきむ必要があるし、無理をすれば肛門が切れたり、いきむことで痔になります。

私も以前、便が細くなっておかしい、出にくいなあと思っていたら痔になってしまったことがあります。典型的な日本人のお尻だったことに加え、運動不足が重なったことで、立派な便秘になってしまいました。

その後、久里浜医療センターに転勤したのですが、古い病院なので和式トイレがありました。久しぶりに和式トイレを使ったらびっくりしました。ほとんどいきむことなく、すごく立派な太くていい便が出たのです。

さらに続きがあります。

その後私は胆石の手術をしました。お腹の手術をされた方であれば誰でも経験があるかと思いますが、たとえ小さな傷痕とはいえ、くしゃみをしたり笑ったりして腹圧が上がると、傷から腸が出てきそうで数週間はとても痛いのです。しばらく仕事を休んでいたのですが、問題になったのはトイレでいきめないことです。もう出口まで来ているのに、傷が痛くていきめず、便が出てこない……。すっかり便秘に逆戻りしてしまいました。

数日の自宅安静後、久里浜医療センターの和式トイレを使ったらこれまたびっくりしました。いきまなくてもスルッと立派なものが出るのです。

洋式トイレでは肛門と直腸の間の角度のロックが解除されていなくて、無理やり便を出していたということを実感した瞬間でした。

ならば和式トイレに戻ればいいのでは、という意見もあるかもしれませんが、現実問題として今さら和式トイレに戻すのはむずかしいと思います。

和式トイレの有用性を説いている私自身も、家のトイレが和式だったらうれしくないと思います。

そして和式トイレを使う上でも問題点があります。特に**高齢者の方にとっては、しゃがんだ姿勢はひざにかなりの負担**が強いられます。「和式トイレはひざ、腰のトレーニングにとてもよい」というスポーツトレーナーがいるくらいで、私も使い始めた1～2か月はひざが痛くなりました。

また、私を含めて多くの日本人にとって、温水洗浄便座は絶対譲れないところでしょう。

そこで、**洋式トイレでありながら、和式トイレのような快便を促す方法**があります。

いきまないと便が出ない方、肛門が切れたり痔になった経験がある方は、**高さ20㎝ほどの足台を持ち込んで、その上に足をのせひざを合わせた姿勢**をとってみてください。

横から見るとお尻と脚の位置関係は和式トイレのそれに近い状態になります。これだとラクな姿勢をとりながら、和式トイレと同じようなポジションをとることができ、直腸と肛門のロックを解除して排便しやすくなります。

ついでに温水洗浄便座についてもお伝えしておきましょう。

最近、温水洗浄便座に対する批判的な意見も出てきました。お尻が荒れて、炎症の原因になるということのようです。

確かに温水洗浄便座を排便前の刺激として長い時間使っている方もいらっしゃるようで、どうもそのような使い方が問題のようです。

冬場のことを思い浮かべていただきたいのですが、温かいお湯で何回も手を洗うようなことがあるとすぐ荒れてひび割れてしまいます。お湯で何回も洗うことで皮脂分が拭きとられてしまってひび割れてしまうのですが、お尻でも同じことのようです。

ただ肛門がお尻の奥にあり、トイレットペーパーでは何度も拭きとらなければならないため、温水洗浄便座が必要不可欠な人間の立場からいえば、温水洗浄便座はもはや欠かせません。私は以前1か月間ヨーロッパ旅行をしましたが、トイレットペーパーで何度も拭きとる必要があったため、お尻が炎症でひどいことになってしまいました。長いことお湯で肛門を刺激するのはよくないと思いますが、短時間洗浄するのはトイレットペーパーで何度も拭きとるより、むしろお尻に負担が少なくてよいのではないかと実体験からも思います。

洋式トイレに足台を持ち込むと出やすくなる

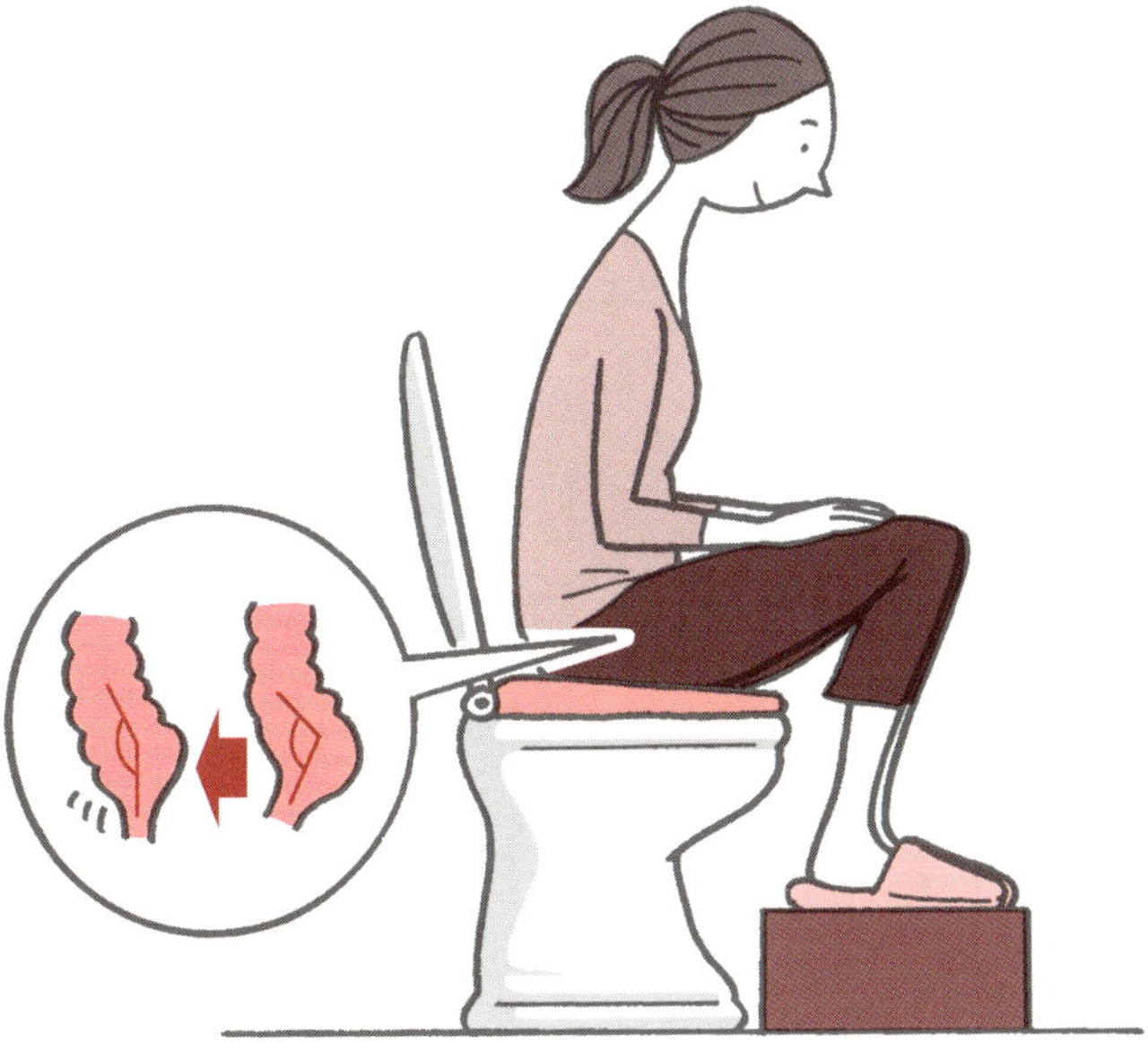

通常、欧米人は洋式トイレに座ると直腸をロックしている直腸と肛門の角度がゆるんで便が出やすくなる。日本人は欧米人より角度がきついため、高さ20㎝ほど（低めのお風呂の椅子程度）の足台に足をのせてかがむと角度がゆるんで直腸のロックが解除されて、便が通りやすくなる。

便秘は世相を映し出す⁉

ここ数年、コロナ禍、豪雨や震災、ロシア・ウクライナ情勢やイスラエル・パレスチナ情勢など、不穏な世相が続いています。

これらに反応するのが、72、76ページで紹介した、ストレス性の「けいれん性便秘」です。

コロナ禍初期の緊迫していた時期、ウクライナ情勢や元首相銃撃事件の報道が過熱していた時期、診察していた「けいれん性便秘」の患者さんたちの便はまさに固く、排便回数も減っていました。

それらの**社会的ストレスに反応したのではないか**というのが私の見解です。

また、豪雨や台風で、自身が避難所生活を強いられた患者さんもいました。1か月避難所生活をした方は、「1か月間排便が全くなかったけど、避難所生活ではそれが助かった。こういうときのための体質なのですね」と話してくれました。

ただ、近年ではおそろしいことが起きています。

通常夏は、便秘患者さんにとっては水分摂取量が増え、心身の緊張も比較的とれることから便通がよくなるいい時期でした。ところがここ数年、けいれん性便秘の方たちのほとんどで便秘が悪化するようになりました。

他タイプの便秘の方たちは夏によくなるのに、けいれん性便秘の人たちだけが悪くなるのです。

どうやら、ここ数年の異常気象、酷暑で、彼らの腸は地球温暖化を**「災害レベル」**と捉えているようなのでした。

けいれん性便秘がストレスに影響を受けることはこれまで述べてきた通りですが、これらのことを鑑みるに、その体質の方は有事の際には排便回数が減ってしまう。

ただ、それは悪い側面ばかりではなく、考えようによっては、有事の際に排便回数を減らすことで安全に過ごすことができる「優れた体質」ともいえるのです。

前述のテレビ番組での電話実験（77ページ参照）の際にも、私が被験者にこのことを説明したところ、便秘に対する不安がとれたことで、けいれん性便秘の方たちはすっかりよくなってしまいました。

ただ、けいれん性便秘は、環境やストレスで調子が変わること、ほかの人とは違う体質であることをよく理解しておくことが必要です。


一方、違った意味で世相の影響を受けた便秘患者さんもいます。

アスリートが便秘で困ることは本当にまれです。久里浜医療センターの便秘外来をスポーツ選手が受診することはほとんどありませんでした。

それが、コロナ禍になって、体育大学の部員やインターハイレベルの選手が便秘で受診したのです。私は心底驚きましたが、その理由はねじれ腸の方たちが一斉休校での部活や練習の中断で、ねじれ腸便秘になってしまったことでした。

ご推察できると思いますが、その顛末は一斉休校が解けて部活や練習が再開できたとたんにすっかりよくなってしまいました。彼らのねじれ腸は外来にいらっしゃる患者さんの中でもかなり高度なものでしたが、スポーツをしていたことでつつがなく過ごすことができていたようです。

外来を卒業する際に、「元々運動習慣はあると思うけれど、一生なんらかの形で運動を続けるように」とアドバイスしました。

ウォーキングやジョギングはじつは便秘に効かない

日常的に適度に運動を取り入れることは、健康づくりの第一歩。これまで、運動の重要性について、何度も述べてきました。

ジョギングやウォーキングは心肺機能を高め、維持する上でとても有用な運動です。

しかし、こと便秘に関しては注意していただきたいポイントがあります。運動の種類によっては、ほとんど効果的ではない、むしろ逆効果なことがあるのです。

私のところにやって来る患者さんの中には、ライフスタイルが大きく変化して**便秘になった**とうったえる方が数多くいます。

たとえば結婚退職した主婦、定年退職を迎えた中高年男性、最近忙しくて趣味がご無沙汰になっている人、妊娠・出産をした女性のほか、受験シーズンに腹痛をともなう便秘をうったえる学生もよく訪れます。

こうした方々に共通するのが、**「運動量が少なくなった」**ということ。たとえば毎朝通勤していた生活から一変して家で過ごすことが増えたり、受験を控えて部活を引退したり、運動不足が便秘を引き起こしているようなのです。

さらに、便秘でお腹が張って痛くなると、動くのがおっくうになります。ますます運動不足になって、悪循環に陥ってしまうこともあります。

だからこそ普段から運動する習慣を心がけたいものですが、どんな運動を取り入れるかがじつは重要です。

近年、心肺機能を維持する運動としてジョギングやウォーキングを取り入れる方が増えています。便秘外来にいらっしゃる患者さんもウォーキングをされている方は非常に多いです。

道具も必要なく、歩くだけ、走るだけで始められるため人気が高いのですが、便秘解消において、こと**「ねじれ腸」便秘にはあまり効果がありません。**これらの運動では十分に腸をゆらすことができないからです。そして**「落下腸」便秘では逆効果ですらあることもあります。**

ウォーキングをしている場面を想像していただきたいのですが、手をあまり振らずまっすぐに歩いていませんか？　そのとき、あなたの胴体はまっすぐのままではないでしょうか？　その状態では、お腹の中で腸は同じ状態を保ったまま。腸がゆらされることはありません。

では、一方のジョギングはというと、ウォーキングと異なり胴体への振動はかなりのものです。ほどほどの「ねじれ腸」であればジョギングの振動で腸のねじれや折れ曲がりが緩和されて、お通じがよくなるでしょう。

ただし、腸が骨盤内に落ち込んでしまう「落下腸」の場合は、**ジョギングの衝撃で腸がさらに深く骨盤内に落とし込まれてしまい、逆効果**になる方もいらっしゃいます。

このように、ウォーキングやジョギングは心肺機能の維持によいスポーツだと思いますが、お腹に対する効果はあまり期待しないほうがよいと思います。

では、ねじれ腸、落下腸に由来する便秘に効果的な運動とはなんでしょうか？

それは、**上半身をひねる動きのある運動**です。

ゴルフやテニス、ピラティスやダンスでは、上半身を大きくひねります。もっと手軽に行いたいのであれば、**ラジオ体操もよいでしょう。**

より無理なくひねり運動ができないものかと、以前、新体操の準備体操をベースにひねり運動を組み込んだ体操を、東京女子体育大学教授で元新体操選手の秋山エリカ先生につくってもらいました（176ページの二次元コード参照）。よろしければ参考にしてみてください。

もしウォーキングをされるのであれば、145ページ下のイラストのように、**上半身を大きくひねりながらウォーキングを行う**ように意識してみてください。

とはいえ、くり返しになりますが、何より便秘によくないのは動かないことです。デスクワーク中心の生活を送っている人は、移動の際に上半身を左右にひねる、**上半身を「く」の字形に曲げては伸ばす屈伸運動**などを行って、少しでも腸をゆらすように意識するだけでもだいぶ違います。

また、よい姿勢を保つこともとても大切です。姿勢をよくすると横隔膜の位置が上がって内臓が持ち上がります。そして自然に腹筋が緊張することで下腹から大腸を支えることができれば、「落下腸」の人の腸も骨盤内から持ち上げることができ、運動によって腸がゆらされやすくなります。

便秘には上半身をひねる動きがいい！

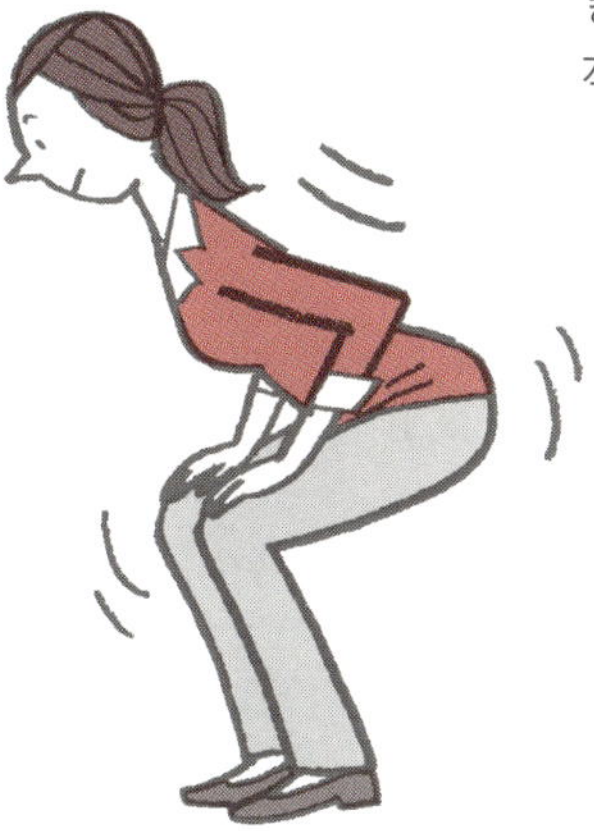

「く」の字に曲げては戻す屈伸運動は、適度に腸をゆらすことができる。椅子に座ったまま上半身を左右にねじるのもおすすめ。

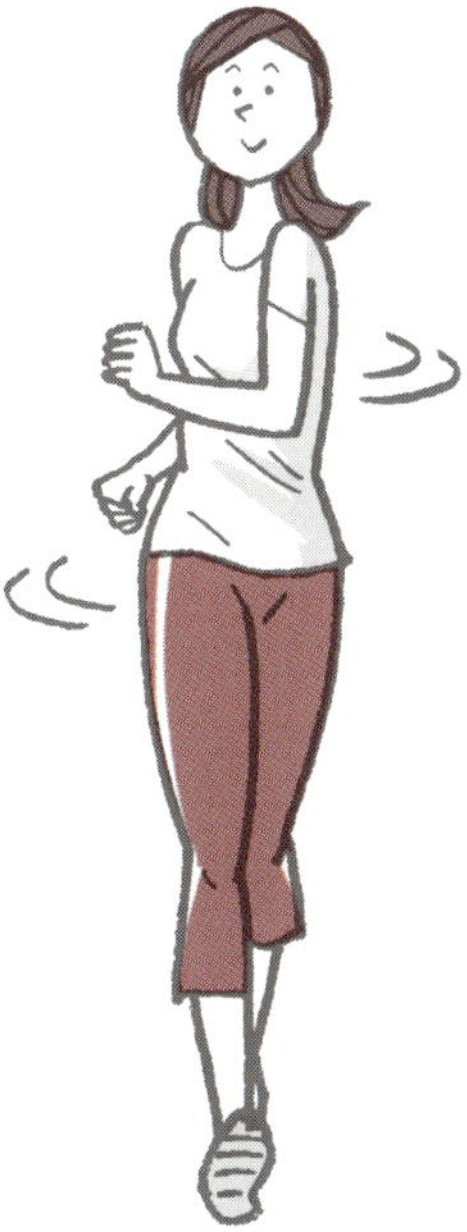

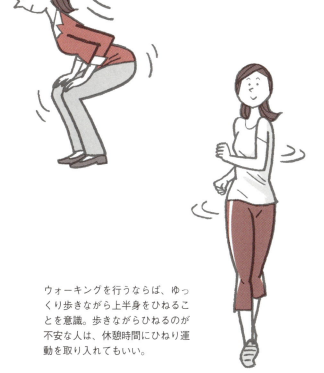

ウォーキングを行うならば、ゆっくり歩きながら上半身をひねることを意識。歩きながらひねるのが不安な人は、休憩時間にひねり運動を取り入れてもいい。

毎日下剤を服用していると腸が真っ黒に

しつこい便秘に悩まされている人の中には、毎日下剤を服用している人もいるのではないでしょうか。

ここでいう下剤とは、**刺激性下剤**のことです。おもに**センナや大黄**、**アロエ**といった生薬、**ビサコジル**や**ピコスルファート**などが含まれているタイプの下剤で、〝強制的〟に大腸を動かすことで、排便を促す働きがあります。そのため大腸検査の前や旅行中や季節の変わり目、女性の生理前などの急性便秘には非常に有用な薬です。

ですが、日常的に便が出ない原因がある慢性便秘には向いていません。

刺激性下剤をわかりやすくたとえるならば、栄養ドリンクのようなもの。栄養ドリンクは疲れたときに一時的に飲むと元気が出ますが、長期的に使うと効果がなくなりますし、体への負担も大きくなります。

刺激性下剤も同様で、急性便秘や慢性便秘でも一時的に使うにはよいのですが、使いすぎると腸が疲れてしまうのです。無理やり動かされるのですから、腸が疲れるのも当然です。

腸が疲れてしまった結果、**腸が疲れる→薬が効かなくなる→効かないからさらに薬を増やす→さらに腸が疲れて効かなくなる**という、とてもやっかいな悪循環を引き起こします。

そして**薬の刺激に疲れ切った腸は拡張し、腸管神経のダメージで腸が動かなくなる**弛緩性便秘に陥ります。これは、**便秘の中でも回復がもっとも困難な便秘**です。このことからも、刺激性下剤を日常的に服用するのはよくないとわかるでしょう。

さらに、下剤を服用し続けることでおそろしいことが起こります。

下剤に含まれるセンナや大黄、アロエといった生薬成分を毎日、長期間服用すると、**腸管細胞を傷つけ、死滅した細胞の色素で腸が真っ黒になる大腸黒皮症（偽大腸メラノーシス）に陥ります**（口絵3ページ参照）。

東北大学の研究では、**週2回以上下剤を内服している人はそうでない人に比べ、約3倍大腸がんになりやすい**という報告もあります。刺激性下剤を長期間連用すると、**ポリープやがんができやすくなる**ということです。

もちろん、大腸がんができる、できないは体質や遺伝にもよりますし、国立がん研究センターの報告では「便秘と大腸がんはじつは関係ない」とされています。

大腸がんに関しては、できやすい体質の人が年をとり、50歳以上になるとポリープやがんが出てくるというのが一般的な経過です。海外では50歳の時点で大腸内視鏡検査を行って体質を調べ、できやすい体質の人は定期的に検査をするように推奨されています。

このようなことから、便秘自体も問題ですが、大腸がんに関しては間違った対処がいちばんの問題ということがわかっていただけるのではないでしょうか。

ただし、センナや大黄、アロエをとったからといって、すぐ大腸がんになるわけではありません。実際にそのような下剤を服用しても、週に1～2回の服用にとどめ、服用したら必ず排便する人の腸は黒くありません。

刺激性下剤は急性便秘や慢性便秘を一時的にリフレッシュさせるための重要で有用な薬です。その場合、どうしてもつらいときに週に1～2回使って便を出すというのが本来の使用法で体にもよい方法です。

ストレスがなくても「過敏性腸症候群」になる

便秘の症状とは違いますが、近年患者数が増えているのが過敏性腸症候群（ＩＢＳ）です。

患者数は日本の全人口の10～20％にも及び、じつは便秘と同じく過敏性腸症候群の多くにもねじれ腸や落下腸が関連しているようなのです。

「通勤電車に乗っていると、突然お腹が痛くなる」「大事な商談を前にすると、いつもお腹がゆるくなる」など、過敏性腸症候群の症状は腹痛をともなう下痢や便秘と定義されています。

一般には通勤電車や会議中といったストレスがかかる状態で「トイレに駆け込めない状況」がさらに患者を切迫させ、症状が現れる、メンタル疾患の典型と捉えられています。過敏性腸症候群には次のようなタイプがあります。

過敏性腸症候群（IBS）のタイプ

- **ゆるい便が中心→下痢型**
- **固い便が中心→便秘型**
- **ゆるい便と固い便が交互→混合型**
- **それ以外→分類不能型**

じつは私が最初に興味を持ったのは、便秘ではなく過敏性腸症候群だったのですが、テレビCMで過敏性腸症候群の名前が知れ渡ったのは歓迎すべきことではあるものの、過敏性腸症候群＝メンタル疾患と認識されてしまったことは残念なところです。

というのも、患者さんの中にはストレスに心当たりがない人も多く、特に便秘と下痢を交互にくり返す**混合型に限っていえば、ストレスとの関係はほとんどないこ**

とがわかってきたからです。

「浸水法」を開発して無麻酔でも痛くない大腸内視鏡検査を実現した過程で、過敏性腸症候群やその既往がある方では検査自体の緊張で腸が動いてしまうことを発見しました。この場合、腸が動くということは、下痢状態のときと同じく緊張で発作を起こしていることを意味します。

ですが、逆に過敏性腸症候群の方に無麻酔の検査をしてみると全員に腸の動きが見えるわけではないのです。心理的なストレスが影響するならば、内視鏡検査という緊張を強いられる場では無麻酔ならばなおさら腸が動いてしまうはずです。

検査で緊張しても腸が動かない過敏性腸症候群の方たちに共通する特徴は、検査がむずかしいこと、すなわち腸の形自体の問題である「ねじれ腸」や「落下腸」があったのです。

腸がねじれたり曲がったりしていれば便を通すのが大変で、「腸がギューッと収縮しても便がねじれに引っかかって出ない」ことでお腹が痛くなります。あまりにも便が出ていかないと体は腸閉塞の危険があると判断して便をゆるくするため下痢になります。そのため、「ねじれ腸」「落下腸」の便秘が進行すると、ねじれで引っかかっていた固い便の栓が出るとゆるい下痢便が大量に出る、「便秘と下痢を繰り返す」パターンになるのです。

この状態からわかるように、**「ねじれ腸」や「落下腸」が原因の過敏性腸症候群はメンタルの問題とは全く関係なく**、腸のねじれや落下をやわらげることで、解決できます。

実際に症状のきっかけとなるストレスがあるかないかは、ご本人がいちばんわかっているでしょう。心当たりのストレスがないのにメンタルの治療により過敏性腸症候群を改善しようとするのはお門違いなのかもしれません。

食後は便意がなくてもトイレに行く！

どうせ今日も出ないだろうと思うとトイレに行くのがイヤになる、このこと自体がとてもストレスだと便秘患者さんたちはいいます。

便が出ないのは先にお伝えしたように、いろいろな理由が存在するのですが、**「必ず朝食をとってトイレに行く」**。それが便秘治療の大原則です。

大腸の働きは適切な時期に適切な形の便を排泄し、睡眠や日常活動に影響を与えないことにあります。

大腸の運動は就寝中低下していて、目覚めた時点で動き出します。**朝食をとることで「胃腸反射」が発動して腸の動きが活発になり、排便の準備が整う**のです。

そこでトイレに行って直腸に便が下りてくると、「直腸反射」で排便が起こります。**便意がなくてもトイレに行くと排便がある**ということは、じつはよくあることです。

便秘で悩んでいる方は少し早めに起き、朝食を必ずとってトイレに行く習慣をつけましょう。人間には体内リズムがありますので、毎日規則正しく生活することは体にも排便にもやさしい過ごし方です。

朝は何かと忙しく、「朝トイレに行く時間がとれない」というのはよく聞く悩みです。時間がなくてあわてているとトイレをがまんしがちなのもわかります。けれども、本来ちゃんと出ているタイプの人がトイレをがまんすることで直腸の反応が鈍くなり、便意がなくなる「直腸性便秘」になってしまうことがあります。便秘の方は特に、トイレを絶対にがまんしないことです。

また、**大腸は朝食後だけでなく食事の後に動く**ので、**1日1回は食事後にトイレに座ってみる**習慣をつけましょう。

善玉菌で便秘を治せるとは限らない

乳酸菌やビフィズス菌などの善玉菌にはもちろん素晴らしい効果があります。

腸内細菌が便秘に影響する分野としては、

- **便形状を整える**
- **腸管運動を改善する**

といったところだと思います。

現在市販されている乳酸菌やビフィズス菌などは、複雑な腸内細菌の世界にあって確かに有用性が認められています。その点では腸内細菌界のスーパーヒーローですが、こちらもまた**便秘のすべての原因を解決できるわけではありません。**

第1章でお伝えしたように、腸内細菌の世界は地球のような膨大・複雑な世界です。スーパーヒーローが腸内環境を整えることは間違いないのですが、すべての便秘解消に効果があるかといわれると微妙なところです。

便意をがまんして直腸の反応が鈍くなる「直腸性便秘」や、ストレスが原因で腸がけいれんする「けいれん性便秘」では、原理からいって善玉菌の効果は期待しにくいです。

「ねじれ腸」や「落下腸」では、善玉菌の力の改善効果はありますが、腸のねじれや折れ曲がりそのものを治せるわけではありません。

また乳製品で摂取する場合は、ほかの腸内細菌による**発酵でガスを発生させたり、ガスを悪化させたりする**ケースがあることにも気をつけるべきです。

善玉菌に一定の効果があることに間違いはないですが、試してみて体に合うものがあったら続ける、効かなかったら便秘の原因はほかにあるのかもしれないと考えてみてください。

第5章

努力も下剤も
いらなくなった【体験談】

がんかと悩んだ深刻な便秘が1回のマッサージで改善

50代／女性

物心つく前から便秘でした。大人になってからは、市販の下剤が効かなくなって病院に通うように。遠方の有名な病院へも4年以上通い、運動したり、食物繊維をとったり、いろいろ医師の指示通りに行ったのに全く改善の気配もなし。「もしかしたら、ただの便秘じゃなくてがんなのかも……」と不安が芽生えてきて、ここ数年は定期的に内視鏡検査を欠かさず行うようにしていました。しかし、内視鏡検査でも問題がありました。私の場合、内視鏡が入りづらいだけでなく、とにかく痛いんです。

そのうち、「自律神経に問題があるかも」「更年期なのでは？」と処方される薬に漢方が増えたり、処方された下剤を服用すると胃がけいれんを起こして吐き気がするようになってきました。

そんな迷走する便秘治療の中、唯一効果があったのが、本で見た水上先生の腸マッサージでした。試しにやってみたら翌日便が出たんです。こんなに効果があるなら先生に会って自分に合う方法をきちんと教えてもらいたいと思って久里浜医療センターへ行くことにしました。

診察では、落下腸ということがわかり、腸を持ち上げるマッサージを教えてもらいました。「この腸の形なら内視鏡は痛いでしょ。痛いのに無理して頻繁にする必要はないよ」と言ってくれたのもすごく安心しました。

マッサージを始めて以来、基本的にはマッサージをしていれば下剤を服用しなくても2日に1回は便が出るようになりました。

胃下垂も原因の一つだと思うのですが、便秘に苦しんでいた頃は、常に満腹感があって食事量も少なかったように思います。「お腹が空く」という感覚がよくわからなかったんです。でも、食べないんだからよけいに便は出ませんよね。便通が安定してきてから、テレビでグルメ番組を見て、食べに行きたいなと思っている自分に驚いています。

Dr.水上コメント **①子供の頃から、②腹痛をともなう、という2つの項目を満たし、さらに③運動をしても改善しない、典型的な「落下腸」タイプの便秘を抱えていた**

方です。「落下腸」は腸が折れ曲がって骨盤内に落ち込むので、内視鏡検査を行う際には医師も患者さんご本人もとてもご苦労するのです。

便秘が原因の胃のもたれ感であったため、マッサージでよくなった後、食欲が出て楽しく過ごせるようになりました。

運動をやめて症状が悪化 夫婦で乗り切った不安な日々

70代／男性

運動神経がよく学生時代から野球、陸上、格闘技など体はよく動かしていました。しかし、運動をしなくなった50代から便秘症状がひどくなり始め、常にお腹が苦しいし、気持ち悪いし、お腹が張っておならもたまっている状態。便秘外来に通い始めました。

水上先生のところへ行く前には、3～4か所の病院に通いましたが、どの医師も下剤を処方するだけ。毎日のように下剤を服用し続け、出るときは下痢状の便。下剤によって起きる便意は、自然便意と違ってがまんができないため、失敗して下着に便がついてしまうこともありました。下剤を服用しないと出ないけれど、服用するとまた失敗するかもしれない……。そう考えると気持ちはどんどん暗くなっていき、軽い神経症のようだったかもしれません。また、そんな私をずっと気にかけてくれていた妻は、私に食物繊維をとらせるために野菜中心の食事を用意してくれていましたが、残念ながら効果はありませんでした。

水上先生は、まず便秘の苦しさやつらさを理解してくれたことがとにかくうれしかったです。便秘の原因が、腸が1回転半ねじれていることだとわかったこと、年をとるうちにどんどんひどくなっていた常時のお腹の鈍痛がけいれん性便秘という状態なのだとわかったのも安心しました。

先生の診察では、下剤は処方されず、毎日行うように指示されたのは簡単なマッサージやラジオ体操。今だからいえますが、本当に効果があるとは思えませんでした。しかし、マッサージを続けた数日後、なんと約20年ぶりに自然な便意が起きたんです！　最初は3日に1度、1週間後には2日に1度と排便の回数が増えていき、今は毎日。多いときには1日3回出ることもあります。

マッサージを始めて2年になりますが、先生によると腸のねじれも治ってきているそうです。出るようになるだけじゃなく、原因が治って下剤から解放される日がくるなんて数年前の私には考えられないことです。

便秘が解消するだけで毎日がこんなに変わるとは思っていませんでした。お腹の苦しさや鈍痛がなくなっただけでなく、食事もおいしくなって食べる量も増えました。

また、いちばん変わったのは気持ちです。我ながら表情が明るくなったと思います。便の失敗が不安で旅行も避けてきたんですが、今は気にせず出かけられるので、さんざん心配をかけてきた妻をいろいろなところへ連れていきたいです。今まで苦しい思いをしてきた分を取り戻すように、夫婦で楽しい時間を過ごしていきたいと思っています。

Dr.水上コメント **運動量の低下による「ねじれ腸便秘」に、便秘自体のストレスによる「けいれん性便秘」が合わさった悪循環からひどい便秘になっていた方です。男性は50～60代から運動量が減るために便秘になりやすいのですが、さらにこの患者さんは腸がストレスでけいれんする「けいれん性便秘」であることが内視鏡検査**

でわかりました。便秘で悩んでいる方の中には、じつはこの方のように、なんとかして便秘を治そうといくつもの病院を渡り歩く方は少なくありません。ご自身の目で腸の形、腸の運動を確認して便秘の原因を理解することが良好な治療成績につながりました。

マッサージは2年を超えて有効で、腸が短くなってねじれが改善していました。便秘が解消したことで、明るく楽しい日々を取り戻すことができたことがいちばんよかったです。

踏んばらなくても便が出る夢の日々 肌トラブルも軽減

50代／女性

食物繊維やヨーグルトを積極的にとったり、ウォーキングや腸押しマッサージ、足ツボマッサージなど、友人に便秘マニアと呼ばれるほどあらゆる方法を試してきました。

水上先生に診てもらったら落下腸とわかりました。先生が教えてくれたマッサージなどを行って1か月後、2回目の診察では、たまっていた便がなくなっているとと先生がいってくれてうれしかったです。さらに1か月半後には、不安定だった便通のリズムも2~3日に1回は出るように整ってきて、便の形も固さも人並みになってきました。しかも、踏んばらなくても便が出るように！　腸が上がっている実感もないのに、確実に体質が変わってきているのがとても不思議です。

今は先生のアドバイスに従って、便意がなくても毎日朝食30分後にはトイレに行くようにしています。そして、新聞2面分を読む程度の間、便を出しやすい姿勢（135ページ参照）を続けたら、出なくてもトイレから離れるようにしています。以前なら、「また便が出ない」「やっぱり私はダメだ」と落ち込んでいましたが、先生は「頑張らなくていい」といってくれたので気にしません。

便が出るようになって4か月たった今、ストレスなどが原因で数日間出なくてもマッサージを念入りにすれば翌日出ます。夢の日々はまだ続いているんです。

また、便秘がなくなってからは、肌のトラブルも減った気がするんですよ。

Dr.水上コメント

腸の形のために便が出にくい状態に加えて、洋式トイレが体の構

造に合っていなかったため排便しにくく、直腸の反応が鈍くなってしまった「直腸性便秘」から便秘になっていた患者さんです。直腸性便秘は浣腸などで一度リセットして排便習慣をつけることで比較的短期間で改善します。日本人の場合は排便姿勢も重要です。お腹の痛みは腸が動き出したことを示します。腸が骨盤内に落ち込むタイプだったため落下腸マッサージなどを行うことでよくなりました。

常にあった胃腸のムカムカが解消 何十年かぶりにスッキリした日々

70代／男性

男性にしては珍しいといわれるのですが、若い頃から便秘がち。年をとるほど症状はひどくなり、気がつけば下剤を服用しないと便が出せなくなっていました。しかも、常に胸やけしているように胃腸がムカムカして、四六時中気持ち悪さがまとわりついていました。便秘外来に行ったこともありましたが、簡単な問診をして下剤を処方されるだけ。結局、根本的な便秘解消はできないまま、対症療法的に下剤を飲み続けるだけでした。

一生このまま下剤に頼って便を出していくしかないのだろうとあきらめていたときに、便秘に悩んでいることを知っている友人にすすめられて水上先生に診てもらうことにしました。水上先生は診察も、「下剤はなるべく服用しないほうがいい」というアドバイスもほかの病院と違っていました。問診、お腹をトントンとたたく触診に加え、レントゲンで腸がねじれた状態になっていると診断され、便秘の原因がわかったことがうれしかったですね。

その日から、朝起きてからと夜寝る前に腸ゆらしマッサージを始めたところ、1週間以内には、下剤に頼らなくても便を出せるようになりました。今は、順調に2~3日に1回は出るようになり、ずっとつきまとっていた気持ち悪さもなくなっていました。何十年かぶりにお腹がスッキリした感覚を味わっています。正直、便秘が治っただけでこんなに体が軽くラクになるのかと驚いています。

年齢的に激しい運動はできませんが、マッサージと一緒に先生からすすめられたラジオ体操もいい運動になっています。これからも体が動き続ける限りマッサージを続けていきます。

Dr.水上コメント 男性は骨盤の構造上、そして体を動かす機会も比較的多いため若い頃からの便秘は珍しいのですが、この患者さんの便秘の原因はS状結腸が通常の逆方向にねじれる「ねじれ腸」でした。腸がねじれている状態で下剤を服用し続けると、腸管の内容が逆流することで胸やけやもたれ感が強くなります。下剤なしでお通じがあることで、胸やけや気持ち悪さがなくなったそうです。

この方は70代ですが、マッサージは体の負担が少ないので続けられるとのことです。

便秘ではなかったのに下剤頼りに……マッサージで4kg減量にも

40代／女性

社会人になり、職場の先輩と話しているとき、便を出すのは週に1回ぐらいといったら「普通は毎日出る。週1回は、異常だよ」といわれて漢方の便秘薬を服用し始めたんです。

便秘という自覚はなく、週1回しか出なくてもお腹が苦しかったり、痛かったりすることはありませんでした。でも、「毎日出さなきゃ」と思い始めたら、出ない日があると不安になってしまって。出ない日があると下剤を増やして、というのを繰り返していたら、出ない日は冷や汗が出るような腹痛に襲われるようになってきたんです。

やっぱり下剤に頼るのはよくないと思っていたとき、本で水上先生の腸マッサージを知りました。でも、自分でやってもなかなか結果が出ないので、やり方が合っているのか知りたくて診てもらうことに。

先生にレントゲンを撮ってもらったところ、私の腸は落下腸でもねじれ腸でもないけれど、骨盤まで腸が下がっているレアな形ということでした。そのため、マッサージで刺激すべき位置が本で紹介されていたのとは違ったため出ないということでした。

その先生の言葉に嘘がないと知ったのは、先生が腸マッサージの方法をお手本としてやってみてくれた2時間後でした。診察で自然な状態の腸を見てもらうために1週間前から下剤断ちをしていたんですが、自然に便意が起きてどっさり便が出たのです。それからは、毎日マッサージとラジオ体操を続け、3〜4日に1回は便が出るようになりました。先生のお話だと、もともと便の量が少ないようで今の頻度でちょうどよいようです。

4kg体重が落ちたのも腸マッサージに出会えてよかったところです。やっぱり、その分お腹にたまっていたということですよね。ほかにも、直接の関係があるかわかりませんが、便秘が解消されてから寝起きがよくなったり、冷え性がやわらいだ気がします。マッサージをムダにしないよう、野菜中心の食事を3食とるようにしたいという意識改革が起きたのもいい効果の一つだと思っています。

Dr.水上コメント

便秘の定義は排便が週3回未満、もしくは排便困難です。毎日出なくてもよいのですが、この方のようにこれまで周知されていなかったために、不調はないけれど「毎日出ない」ことで下剤を服用し始めてしまった「幻の便秘」で調子を崩すケースは多いのです。

おわりに

本書をお読みになって、いかがだったでしょうか。

私が勤務している国立病院機構久里浜医療センターは、太平洋を望む素晴らしい立地にありますが、申し訳ないことにアクセスはあまりよくない場所にあります。

それにもかかわらず、

「腸ゆらしマッサージのおかげで何十年も苦しんでいた便秘が治りました」

「テレビで紹介されていたマッサージや呼吸法で便秘の悩みから解放されました」

とわざわざ伝えに来てくださる患者さんが何人もいらっしゃいます。治療のためではなく、報告に来てくださるのです。

病院にまでいらっしゃらなくても、「テレビで腸ゆらしマッサージを知りやってみたら、信じられないほど便が出た」「便秘がよくなった」と病院に電話をかけてきてくださった方々もいました。このような機会に恵まれるにつけ、医療の現場では重視されにくい便秘というものがご本人たちにとっては大問題であることを思い知ります。

以前、テレビの健康番組で長期にわたりマッサージの実験をしていたとき、担当のディレクターさんがびっくりして連絡してきました。

「〇〇さん（被験者）、お通じがあるようになったら輝いて見えます、キラキラしてますよ」

患者さんがよくなっているかどうかは、その人が診察室のドアを開けた瞬間にわかります。便通がよくなった方の表情は明るく、ディレクターさんがいったことも過言ではなく輝いているような感じを受けるのです。

お話ししてみても、受診された最初の頃とは全く違います。「この人は元々はこんなに明るい人だったんだ」とびっくりすることもしばしばです。

それだけ便秘というのは人の精神状況に悪影響を及ぼし、人生を不健康なものにしてしまうようです。

テレビや前著を通して何人もの患者さんたちから「人生が変わりました」といってもらえたのは本当にうれしかったですし、超高齢社会を迎える上で、長生きだけでなく、その生活の質の向上はとても大切なことと痛感しました。特に高齢になってから悩むことの多い便秘問題は、これまでの間違った「便秘問題」を解決して、明るく楽しい老後を過ごせるようにすることがとても重要だと感じ、新たに本書を出版する運びとなりました。

便秘は生まれ持っての体質です。ですが、頑張らないで、ラクしてよくする方法があるのです。

あらゆる方法を試してきて効果がなかったという人は、そこに便秘の原因がなかったということ。「病院の診察や薬ではどうにもならないけれど、やっぱりこのままじゃよくない」。少しでもそんな思いがあるのなら……是非この『快腸大全』で便秘の本当の原因を探して、「腸ゆらしマッサージ」「落下腸マッサージ」を試してみてください。

本書が少しでも多くの便秘に悩める方のお役にたって、みなさんが明るく楽しい日々を取り戻すことの一助になれれば幸いです。

水上　健

水上 健

国立病院機構久里浜医療センター内視鏡部長。医学博士。筑波大学附属駒場高等学校、慶應義塾大学医学部卒業。慶應義塾大学消化器内科客員講師（IBS便秘外来担当）。日本消化器内視鏡学会社団評議員。日本消化器病学会慢性便秘症診療ガイドライン2017作成委員。便秘外来において便秘・IBSの第一人者として多くの患者の診療にあたるほか、テレビ等で腸の健康に対する知識を啓蒙している。自身が開発した無麻酔大腸内視鏡挿入法「浸水法」は、国内外の従来法との比較試験で有用性が報告され、近年ではこれを活用して腸管の異常形態「ねじれ腸」「落下腸」を発見。著書に『Dr.水上のねじれ腸マッサージ』（小社刊）、『慢性便秘症を治す本』（法研）などがある。

水上監修
「おなかにいいリズム体操」

快《かい》腸《ちょう》大《たい》全《ぜん》

便秘《べんぴ》外来医《がいらいい》が3万人《まんにん》を診《み》てわかった腸《ちょう》の新常識《しんじょうしき》

2024年10月21日　初版発行

著　者／水上《みずかみ》　健《たけし》
発行者／山下 直久

発　行／株式会社 KADOKAWA
〒102-8177　東京都千代田区富士見2-13-3
電話 0570-002-301（ナビダイヤル）

印刷所／ TOPPANクロレ株式会社
製本所／ TOPPANクロレ株式会社

●お問い合わせ
https://www.kadokawa.co.jp/（「お問い合わせ」へお進みください）
※内容によっては、お答えできない場合があります。
※サポートは日本国内のみとさせていただきます。
※ Japanese text only

定価はカバーに表示してあります。

ISBN 978-4-04-684030-1　C0030